一个老中医的坐诊实录

——全家都能用的老偏方

张中和　编著

U0324764

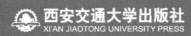

西安交通大学出版社

XI'AN JIAOTONG UNIVERSITY PRESS

图书在版编目(CIP)数据

　　一个老中医的坐诊实录 /张中和编著.–西安:西安交通
大学出版社,2014.2
　　ISBN 978 - 7 - 5605 - 6012 - 0

　　Ⅰ.①一…　Ⅱ.①张…　Ⅲ.①土方–汇编
Ⅳ.①R289.2
中国版本图书馆 CIP 数据核字(2014)第 022177 号

书　　名	一个老中医的坐诊实录
编　　著	张中和
责任编辑	秦金霞　杨　花

出版发行	西安交通大学出版社
	(西安市兴庆南路 10 号　邮政编码 710049)
网　　址	http://www.xjtupress.com
电　　话	(029)82668357　82667874 (发行中心)
	(029)82668315　82669096 (总编办)
传　　真	(029)82668280
印　　刷	北京彩虹伟业印刷有限公司

开　　本	787mm×1092mm　1/16　印张 14　字数 243 千字
版次印次	2014 年 5 月第 1 版
书　　号	ISBN 978-7-5605-6012-0/R·434
定　　价	32.00 元

读者购书、书店填货、如发现印装质量问题,请通过以下方式联系、调换。
订购热线:(010)64925278
读者信箱:medpress@126.com

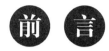

前　言

　　近些年来,越来越多的患者朋友们更愿意接受中医的治疗,因为他们身上可能是多年的顽疾,吃了一堆西药,打了很多点滴,依然不见好转,甚至动了手术,依然会存在复发的可能性。更重要的是,在长期药物的作用下,很多患者的胃肠功能每况愈下,身体机能逐渐下降。这类患者多见于中老年。

　　还有一类是婴幼儿,感冒、发烧、拉肚子是儿科常见的疾病,当自己的宝宝患上这些病症后,家长们是否愿意给宝宝西药的治疗?能否接受西药带给孩子的副作用?而孩子们幼小的身体是否能够承受得了西药的强大作用?

　　同样,作为都市的上班族,不论男性还是女性,总会遇到这样那样的病症,这些病症看似微不足道,但却影响着大家的身体,如果每次都靠抗生素,那就是在对自己的身体埋下隐患。其实,我们完全可以通过一些简单的食材来解决。

　　作为爱美的女性一族,化妆品只是起到表面作用,通过中医食材的调理,才可焕发皮肤的光泽和活力,由内而外,散发青春的光芒。

　　中医药文化源远流长,闻名世界,如今,世界各地的人们开始选择中医,他们中有顶级运动员,有娱乐界明星,有IT界行业精英,有普通的老百姓……比如,运动员在扭伤后,通过中医的推拿或者针灸等方法恢复健康,有时甚至还可代替手术的效果,免去几个月的休息调整期,尽早返回赛场。有时,歌星在嗓子出问题后,简单的中药就可代替一个手术。同样,职场人士通过一些食材即可免去请假进医院的时间……这就是中医的神奇和魅力所在。

　　本书是针对广大家庭而写,记录了各种常见疾病,列出了上百种经典小偏方,这些偏方是经过无数患者验证,行之有效。内容涉及到男科、妇科、儿科、内科、外科、皮肤科等几大类常见问题,可以说面面俱到,非常适合家用。

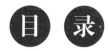

目 录

第三章　身体是征服世界的本钱，健康男儿的男科小偏方

第四章 "面子"是个大问题，值得拥有的五官科小偏方

第五章 金玉其外，需要金玉其内，由内养外的皮肤科小偏方

第六章 不要让病痛影响生活，万能的内科、外科小偏方

第 一 章

快乐宝宝源于健康，
全家无忧的儿科小偏方

1. 小儿麻疹不用慌，快服清肺解毒汤

小儿麻疹是一种由麻疹病毒引起的具有高度传染性的急性出疹性传染病。临床以发热、结合膜炎、流泪羞明、麻疹黏膜斑、全身斑丘疹、疹退后有糠麸样脱屑及棕色色素沉着为其特征。

中医学认为，麻疹是因外感麻毒时邪而引发的出疹性传染病，在临床上以发热、目胞肿赤、泪水汪汪及全身红色斑疹为主要表现。因其疹点隆起，状如麻粒，故名麻疹，为儿科四大要证之一。

【偏方名】 清肺解毒汤。

【药　材】 生石膏10克，炙麻黄4克，杏仁9克，甘草3克，连翘9克，板蓝根15克，银花12克，法半夏6克。

【做　法】 石膏打碎煎15分钟，然后加入其余已经浸泡好的药材，沸水煎5分钟。分4次服用，每日1剂。

【护士说】 小儿麻疹作为儿科四大要证之一，不知让多少患儿遭受痛苦，又让多少家庭为之心碎。患儿发病后因为不能言语，只能啼哭，往往使家长慌乱不已。秋冬季是小儿麻疹的易感季节，6~8个月的婴儿最易被传染。随着麻疹减毒活疫苗的普遍接种，如今得麻疹的患儿已经越来越少。但是一旦患儿感染麻疹病毒，伴随而来的并发症极有可能带来可怕的后果。

前不久一位神情疲惫的母亲带着四岁大的男孩来到爷爷的诊所。据她介绍，男孩这两天突然出现发热、咳嗽的现象，背部还有红色疹子。母亲以为孩子是食物过敏，吃了脱敏药却不见好转。作为母亲，每天看着孩子受苦，宁愿生病的是自己。经过爷爷的诊察，发现孩子除有发热、咳嗽外，还伴有气促鼻煽、舌红、苔薄黄、脉浮数、指纹青紫的症状。诊断为小儿麻疹合并肺炎。爷爷立刻将此方写给这名家长，嘱咐她先将石膏打碎煎15分钟，然后加入其余已经浸泡好的药

材，沸水煎 5 分钟。分 4 次服用，每日 1 剂。几天后，孩子的母亲又带着儿子来复诊，发现孩子肺部咳喘基本消失。

此外，爷爷还向这位妈妈介绍了一种食疗方法，适合处于小儿麻疹恢复期的小患者服用。为患病的孩子制作一些味道鲜美的食疗美食，这样不仅免去了孩子吃药之苦，更能配合其他药物加快孩子痊愈速度。取莲子、百合各 30 克，冰糖 15 克。将已经去心的莲子与百合、冰糖放在一起，用文火慢炖。等到莲子和百合烂熟的时候，就可以盛出来给孩子食用了。

七天之后，孩子的妈妈特地来爷爷的诊室道谢。她说，这七天自己每天都给孩子吃一碗冰糖莲子羹，孩子很喜欢吃，而且对孩子身体恢复也起到了很大的作用。

【爷爷说】为什么小小的几味中药就能治好连西药都不易治好的小儿麻疹呢？其实，麻疹合并肺炎是最常见的并发症，这个时期应以清热解毒、宣肺止咳作为主要疗法。石膏、板蓝根等都能清热解毒，佐以透发的上选药材，最适合这个时期的患儿用。

2. 大麦芽、苍术治疗小儿疳积有奇效

疳积是以神萎、面黄肌瘦、毛发焦枯、肚大筋露、纳呆便溏为主要表现的儿科病证，多见于 1~5 岁儿童。疳积多因饮食不节，乳食喂养不当，损伤脾胃，运化失职，营养不足，气血精微不能濡养脏腑；或因慢性腹泻、慢性痢疾、肠道寄生虫等病，经久不愈，损伤脾胃而引起。

【偏方名】大麦芽、苍术治疗小儿疳积。

【药　材】大麦芽、苍术。

【做　法】炒大麦芽、苍术各半，研成细末。每次取 3 克，加白糖，用开水冲服，每日 2 次。

【护士说】记得刚向爷爷学医时，他老人家常常把我叫到身边让我谈谈对病症的看法。当时年少轻狂，总会犯一些自己并不以为意的错误。直到有一次与爷爷聊起小儿疳积，我才知道作为一个大夫当真是需要严谨的态度的。当时的我对小儿疳积存在着严重的轻视态度，以为这不过是小孩子才得的病，长大了自然慢慢就会好的。那一刻，爷爷神情严肃，一本正经地对我讲起了小儿疳积的严重性。

他说："疳积的小儿都是积滞伤脾，气血两亏。这样的孩子形体消瘦，体重不增，腹部胀满，纳食不香，精神不振，夜眠不安，大便不调，常有恶臭，舌苔厚腻，严重的甚至会影响到小儿的发育。你要知道，孩童时的发育是能够影响一个人的一生的。作为大夫，如果一个孩子因为你的疏忽而影响了一生，你说，你的罪过大不大。"爷爷的一番话让我沉默，从此也树立了我"医者仁心"的态度。

说来也巧，这件事发生后不久，邻居家的小孙女就得了小儿疳积，连忙找爷爷诊治。

邻居家的小女孩名叫彤彤，才三岁。彤彤长得很好看，但是却比同岁的孩子

瘦了许多。家里的大人急得团团转，各种好吃的、有营养的一股脑儿的都端到孩子的面前。彤彤偏偏不吃，逼急了就大哭大叫。时间长了，孩子不仅体质下降，就连刚出生时黑亮的头发也日渐枯黄，而且脾气也越来越暴躁。一家人为此心疼不已。

爷爷诊断彤彤得了小儿疳积，她家人平时就听爷爷说过疳积的危害，一下子吓得慌了神。爷爷笑道，小儿疳积虽然危害大，但是只要对症下药，也能药到病除。爷爷给彤彤开的方子是用炒大麦芽、苍术各半，研成细末，每次取 3 克加白糖用开水冲服，每日 2 次。

看到这样的方子，彤彤的妈妈有些半信半疑。她不相信就这两味药兑上点糖水就能治好孩子的病。爷爷笑而不语。我说，你且试一试。过了两天，彤彤妈妈就说，孩子食欲增强了很多。爷爷让她继续给孩子服药，并嘱咐切不可因孩子食欲增强就胡乱给孩子吃东西。在喂养方面，应注意遵循先稀后干、先素后荤、先少后多、先软后硬的原则。同时疳积患儿必须忌口 1 月，如豆类制品、麦类制品、糕饼，以及花生、瓜子、芝麻、冷饮、巧克力等各类零食都不该给孩子食用，以免胀气。在饮食调理方面，鱼肉以清蒸为宜，这样易于消化；新鲜蔬菜、水果也可以适量摄入。此外还要补充营养，让孩子睡眠充足，经常做做户外活动，多晒太阳，以此增强体质。

爷爷还教授给彤彤妈妈一种"外敷脚心法"治疗小儿疳积。此法取新鲜疳积草 15 克，葱、姜各 30 克，将材料混在一起捣烂，加入一个鸡蛋的鸡蛋清搅拌均匀。然后附在纱布内侧，于夜间敷于患儿脚心内侧。每 3 天换一次药包，7 次为一个疗程。彤彤妈妈对这个脚心敷药方法十分感兴趣，连忙回去试验去了。

后来再看到彤彤，这孩子小脸蛋已圆润，十分可爱。每天看到彤彤活蹦乱跳的样子，当时的我虽然还不是一个真正大夫，但是作为一个医者的仁爱之心却越发强烈了。

【爷爷说】随着生活水平的提高，独生子女的增多，缺乏喂养知识的家长往往盲目地为孩子补充营养。这样不仅不能增强孩子的体质，还容易加重脾胃的负荷，伤害了脾胃之气，滞积中焦，使食欲下降，缺乏营养。也就是说，现在的疳积往往是由营养失衡造成的。而爷爷开的这两付药具有健脾养胃、消食化积的功效，专门用于小儿面黄肌瘦、神烦气急、手足心热、纳呆腹胀等证。药效虽好，但是家长也要注意小儿康复后的喂养，以防疳积复发。

3. 藿香正气水敷肚脐,治疗小儿腹泻

小儿腹泻是由多病原、多因素引起的以腹泻为主的一组临床综合征。根据病因可分为感染性和非感染性两类。发病年龄多在1~2岁。在我国,小儿腹泻是仅次于呼吸道感染的常见病、多发病。调查显示,全世界每年死于腹泻的儿童近200万。

【偏方名】藿香正气水脐贴。

【药　材】藿香正气水1支。

【做　法】取藿香正气水1支置于温水中预热。然后取纱布一块,折叠成大约6厘米的方块,折叠层数以5层为宜。将纱布贴于小儿肚脐处,再将温热的藿香正气水倒于纱布上,直至纱布饱和。

【护士说】腹泻对婴幼儿来说伤害力很大,通常小儿腹泻一天就会没了精神。我就曾亲眼见过一个这样的患儿。

一次爷爷外出看望一位相识多年,却久未谋面的老朋友,因为可以顺便游山玩水,我也跟着去了。这位爷爷有个宝贝曾孙。小家伙白白胖胖的非常可爱,我和爷爷都非常喜欢。却不想第二天这大胖小子忽然腹泻起来。孩子的妈妈连忙找爷爷过去看看。

我们过去一看,那孩子原本红润的笑脸已经有些发白,而且明显没了精神。爷爷询问了孩子最近有没有吃过什么,那位妈妈想了好久,肯定地摇了摇头。然后告诉爷爷,昨天带着孩子去公园玩,在那里遇见几个差不多大的孩子,便让小家伙们一起玩了一会儿。

爷爷诊断宝宝为感染性小儿腹泻。宝宝家长听后非常着急。爷爷却不慌不忙地让人拿来一支藿香正气水在温水中预热,然后从医药箱里取出一条纱布,叠成5层6厘米左右的正方形贴在宝宝的肚脐处。然后把已经预热的藿香正气水倒在

纱布上，直至纱布饱和。再用胶布加以固定。爷爷嘱咐宝宝的妈妈，药贴每天要更换三次，两天即可见效。果不其然，小小的藿香正气水发挥了神奇的效果，两天后宝宝的腹泻真的好了。

后来爷爷告诉我，藿香正气水的功效不仅在于这一项。常见的湿疹、外阴瘙痒、足癣等，都可以用藿香正气水涂抹患处，以此缓解病证。此外，藿香正气水还有缓解晕车的功效。在坐车之前，可以口服藿香正气水一支，并用棉签蘸取药水涂在肚脐处，这样就可缓解晕车的症状。后来我把这个方法介绍给一名做记者的朋友，那时他正为采访期间的舟车劳顿而烦恼。试过此法后，他特意打来电话告诉我，这个小偏方真的很神奇，比吃晕车药还有效果。

【爷爷说】藿香正气水的成分是藿香、苍术、陈皮、厚朴、白芷、茯苓、大腹皮、半夏、紫苏、甘草等。这些药放在一起就是散湿化寒、和中祛暑的良药，治疗腹泻的效果非常好。不过太小的孩子直接服用不太适合，而且藿香正气水的味道辛辣，恐怕孩子也不愿意吃。把藿香正气水制作成药贴，通过肚脐吸收无疑是一种比较好的方法，既省去了喂药的步骤，又能让小儿吸收药物，祛除疾病。此方建议六个月以下的婴儿每次贴药贴不超过 2 个小时，稍大一些的小儿也不宜超过 3 个小时。每天贴 3 次即可，通常两日即可见效。

俗话说得好，"是药三分毒"，很多人因为体质不同对药物的吸收和反应也不尽相同。药物的过敏反应是大家应该注意的大问题。以藿香正气水而言，就有人因为体质原因会产生过敏。所以家长在给孩子服用或者外敷的时候，也要观察孩子是否存在过敏性皮疹、过敏性紫癜、过敏性休克等情况。一旦发生类似的情况就要立即到医院进行脱敏治疗。在此也要警告读者，在依照偏方进行操作的时候，千万要留意患者是否有过敏史，并观察使用偏方后的反应，一旦出现问题应立刻采取措施进行救治。

4. 嚼服丝瓜子,就能治疗蛔虫病

蛔虫病是蛔虫寄居于人体小肠所引起的常见寄生虫病。该病儿童感染率较高。传染源为肠道蛔虫感染者及患者。蛔虫卵在感染者及患者的粪便中,虫卵通过被污染了的食物、水、手指等,经口进入体内;同时虫卵还可以通过飞扬的灰尘进入人体咽喉,进而吞下引起感染。该病具有易感性和重复感染性。蛔虫病可引起胆道蛔虫症、蛔虫性胰腺炎、阑尾炎或蛔虫性肉芽肿等。民间称此病为"消食虫"。

【偏方名】熟丝瓜子巧驱虫。

【药　材】黑色丝瓜子30克。

【做　法】取黑色丝瓜子30克于锅中翻炒至香脆。去外壳,空腹嚼服,每日1次。

【护士说】早就听说丝瓜子具有驱虫的功效,只是未曾见过。前不久,老同学的孩子得了蛔虫病,来爷爷的诊所求药。

小患者今年才三岁,这阵子一直嚷着肚子疼,家长给吃了止疼药不见效果,反而有了越发严重的趋势。孩子间发性的腹痛让全家寝食难安。有一天孩子又因为腹痛而大哭不止。正在一家人急得团团转、不知如何是好的时候,孩子的嘴里竟然吐出白色的蛔虫。这时大家才意识到孩子得了蛔虫病。

爷爷给孩子检查了一下,认为孩子的蛔虫病并不严重,只要把蛔虫打出来就行。正要开药的时候,这孩子却突然大哭起来,嚷着"不要吃药"。老同学告诉爷爷,这孩子从小就吃药困难,所以一听说要吃药就大哭不止。所以想跟爷爷讨个不用吃药的偏方,这也是此次来访的目的。

一听是偏方,我忽然想到爷爷以前跟我提起过丝瓜子能驱虫。恰好家里有,便提议把家里的丝瓜子送给老同学。爷爷却摇头,说家里的丝瓜子是白色的,这个偏方要用的丝瓜子必须是黑色的才行。随后爷爷告诉了老同学制作这个偏方的方法。

其实做法很简单，就是取黑色的丝瓜子 30 克，放在锅中翻炒至有香味即可，然后剥皮，空腹嚼服。每天一次，通常两到三天就能见效。

老同学照着爷爷说的方法给孩子炒了丝瓜子，平时就当零食一样给孩子吃了，没想到两天后孩子肚子里的蛔虫真的排了出来。

过了几天，老同学特地登门道谢。爷爷告诫他，小孩子的蛔虫病是有可能复发的，所以要保持饮食卫生和个人卫生，做到饭前便后洗手，防止病从口入。另外，蛔虫病的特征往往并不明显，所以家长平时要对孩子多加观察。一旦孩子脐周不定时出现反复疼痛、无压痛及腹肌紧张，同时伴随食欲减退、恶心、腹泻或者便秘等症状，就要前往医院进行检查。如果孩子已经感染蛔虫病，在驱虫期间，可以通过推拿法助推驱虫效果。此推拿法即用拇指紧贴季肋，沿着肋缘推压到剑突，再沿着腹白线向下推 1 寸。此法不仅可以助推驱虫，而且具有缓解腹痛的功效。

【爷爷说】丝瓜子治疗蛔虫病古来有之。姚可成的《食物本草》中就说："苦者：主大水，面目四肢浮肿，下水，令人吐。甜者：除烦止渴，治心热，利水道，调心肺，治石淋，吐蛔虫。"丝瓜子具有清热、利水、通便、驱虫的作用。不过丝瓜子既然有药效，就少不了药物禁忌。依照《食物本草》所言，"若患脚气、虚胀、冷气人食之病增"。此外，对于那些脾虚者、怀孕者，丝瓜子都是禁忌的药材。其不良反应表现为腹泻、呕吐、肠出血。

5. 两种外用偏方,治疗小儿遗尿症

小儿遗尿是指五岁以上儿童不能控制排尿,白天或夜间反复出现不自主排尿的情况。临床一般分为原发性遗尿和继发性遗尿。原发性遗尿是指出生后一直尿床,而继发性是指患儿在五岁内,曾有几个月的时间没有尿床,而后再发生遗尿。

【偏方名】中药外敷治小儿遗尿两则。

【偏方一】
【药　材】桑螵蛸、丁香、肉桂、夜关门各10克,黄酒适量。
【做　法】取桑螵蛸、丁香、肉桂、夜关门各10克,烘干。然后将其研成碎末,加黄酒调匀至糊状,敷于患儿肚脐处,用纱布加以固定。10日后取下。

【偏方二】
【药　材】乌药12克,益智仁15克,硫磺粉20克,生洋葱头2个,米饭、米汤适量。
【做　法】取12克乌药,15克益智仁,20克硫磺粉和2个生洋葱头,将这4种药材与米饭、米汤和在一起,制成饼状。睡前将之贴脐并用纱布固定,次日取下。

【护士说】小儿遗尿不仅是一件麻烦事,而且也是一种不可忽视的病证。我外甥六岁的时候还会尿床。姐姐为此很生气,认为我外甥是故意尿床,甚至还对孩子大打出手过。其实姐姐也是从小受爷爷熏陶,对中医学有所了解的,知道有些小孩子是会患上遗尿症的。可是她好面子,偏偏不承认自己孩子生病。爷爷没有过多言语,只是说想念曾孙,让姐姐把孩子送过来住几天。

把外甥接过来当天，爷爷就命我去药房取出桑螵蛸、丁香、肉桂、夜关门各10克放在烘干机里进行烘干，然后打碎成粉末状。爷爷接过药面和到黄酒里，小心翼翼地搅拌成糊状，然后敷在我外甥的肚脐处，用纱布加以固定。并耐心地对孩子讲，夜里有小便的感觉时，就不要再贪睡，应该立刻起床解手。6岁的孩子已经很懂事，听话地点点头。开始的几天孩子夜里仍是没有忍住尿了床，早上起来就难过地哭起来。我和爷爷连忙安慰，说太爷爷的药很管用，只要你配合，过几天就不会再尿床了。终于在第九天，孩子遗尿的毛病治好了。

姐姐过来接孩子回家的时候，才知道爷爷已经把儿子的遗尿症治好，嘴上不说什么，倒是亲自给爷爷烧了几个好菜下酒。并把药方要了去，说同事家的孩子也有这毛病。

【爷爷说】偏方一的桑螵蛸治肾虚气弱、肾阳不足；丁香能温中、暖肾、降逆；肉桂能补火助阳、引火归源、散寒止痛、活血通经；而夜关门则能补肝肾、益肺阴、散瘀消肿。这几种药材综合到一起，就是治疗小儿遗尿的上上良方。而偏方二中，米饭、米汤虽没什么大的药效，但是却能很好地固定药物，几种药物相互作用，就能治肾阳不足，膀胱虚冷之小便频数、小儿遗尿。药饼通过肚脐将药效送至孩子体内，自然就能达到预期的效果。同时爷爷还强调，遗尿症的小儿往往会有不同程度的心理压力，这时候家长如果不能正确地引导孩子，反倒加以斥责，绝对是有害无益的。如果孩子有了小儿遗尿症，作为家长应该尽量避免孩子的心理创伤和刺激。而应适时、适当地对孩子进行排尿训练，养成睡前小便的好习惯。

6. 健康食疗偏方,巧治幼儿"百日咳"

小儿百日咳主要是由百日咳杆菌感染所引发的急性呼吸道传染病,传染性极强,多发生在幼儿身上,患儿的年纪越小,病情及发病症状就会越明显,一般会引起肺炎、脑病等并发症状。临床表现为阵发性、痉挛性咳嗽,并且会伴随有鸡鸣般的喘息声,如果患儿得不到适当的治疗,病情会延至数月之久,因此在坊间有"百日咳"的叫法。

近年来,我国医疗部门为儿童量身定制了专治百日咳等流行性疾病的菌苗接种,发病率有所降低。但由于小儿抵抗力不高,因此百日咳的现状还是为不少家长所忧心。

【偏方名】橄榄煲冰糖。

【食　材】鲜橄榄60克。

【做　法】将橄榄洗干净,捣烂,加入适量的冰糖,倒入2碗清水,煮至剩下1碗水左右的分量便完成。将汤渣去掉后慢慢咽饮,每日1剂。

【护士说】隔壁邻居诞下一个小男婴,很是可爱,可是一到晚上却见邻居全家大小在屋内跑来跑去,不时传出婴儿咳嗽的声音。有一晚上,爷爷实在憋不住了,"不请自来"地到了邻居家。只见婴儿不断持续性咳嗽,把脸蛋都咳红了,爷爷看着都心疼了。望闻问切一番,确定了小男婴是儿童常见的百日咳。由于小孩是母乳期的婴儿,因此病情影响很大,算是严重了。爷爷根据小男婴流涕、微热的症状,判断小孩还只是百日咳的初期阶段,便赶紧跑回家,拿了些橄榄和冰糖,直接在邻居家现成做起偏方来。

爷爷将橄榄捣烂,加入一碗多点的清水,煮沸后,便加入少量冰糖,再煮十分钟,就拿出来给男婴的妈妈,让其喂给男婴。男婴吃过之后,咳嗽间断时间长了,持续咳嗽的强度低了,脸色亦渐渐平复。家长见状,很是高兴,赶紧询问爷爷刚才到底做了什么，是不是什么神奇的药。爷爷摊开手掌，家长一看都蒙了，原来爷爷手中只是拿着常见的橄榄。爷爷说，冰糖素有润喉利咽的功用，加上橄榄能够滋阴调理脾胃气息，两者多加服用，能够很好地止咳平喘，防治小儿的百日咳。

【爷爷说】中医认为，百日咳属于传统医学的"疫咳"范围，应该分阶段、分症状地进行辨治。初咳期的百日咳，患儿会有流涕、喷嚏、身微热，继而咳嗽、液重有痰的病症。如果患儿体质强及肺胃热盛，会出现面赤唇红、痰稠、舌苔薄黄、脉浮数的症状；体质弱的患儿，则会面色苍白、唇舌俱淡、痰稀、脉沉滑无力。如果初咳期的患儿没有得到适当的治疗，就会进入顿咳期，患儿会顿咳频作，在夜间咳得更加厉害，每次咳嗽可连续十几声以至数十声，憋气面赤，吸气时出现高音调吼声，反复顿咳后，患儿多会呕吐或者吐出痰涎，连续咳嗽才会稍稍平缓。长期下去，患儿会口干、舌红、苔黄、伤及肝肾。有的患儿甚至会出现咳痰带血，或眼结膜下出血的症状，情况不容忽视。经过长达数月的咳嗽之后，患儿会渐渐进入恢复期，咳减痰少或干咳无痰，夜晚的咳嗽比白天要明显严重些。

除了在患儿发病时煮用橄榄煲冰糖之外，父母还可以多做适合调理脾肾，帮助小儿提高流行性感冒和咳嗽抵抗力的食疗。例如，将鲜芹菜榨汁，加入适量的蜂蜜调和服用，或者用新鲜的玉米须煮汁来给小儿喝，都是对预防和治疗小儿咳嗽很有功用的，再配合规律的作息和均衡的饮食，能有效降低小儿患百日咳等咳嗽病的几率。

7. 四大调理补脾肾，改善孩子"面黄肌瘦"

人体所吸收的营养主要来源于我们脾胃的消化与吸收，胃主受纳，脾主运化，也就是说，我们只有通过吃进食物，并经过消化吸收等环节，才能使食物里面的营养物质转化成可以供给人体所需的能量和营养，才能正常发育，面色红润而有光泽。但是，小孩的消化系统和成人相比相对较弱，因此在饮食方面，如果遇上不好消化的食物或者不定时的饮食，就会造成小儿脾胃消化的紊乱，从而出现面黄肌瘦的症状。

从中医的角度上讲，针对不同的小儿体质，治疗小儿面黄肌瘦会有不同的药方。

【偏方一】苍术陈皮汤。

【适用人群】脾胃运化不良型的患儿。主要表现为时有厌食反应，伴有嗳气、恶心、腹胀等症状，大便多有不消化物。

【药　材】苍术9克，陈皮4.5克，枳壳9克，鸡内金6克，谷芽9克，麦芽9克。

【做　法】煎服。

【偏方二】茯苓山汤。

【适用人群】脾胃虚弱型的患儿。主要针对体质消瘦，日常进食较少的儿童，患儿多数有面色苍白、精力不振、大便黏稠等症状。

【药　材】茯苓12克，山药15克，炒白术9克，党参9克，神曲9克。

【做　法】煎服。

【偏方三】沙参汤。

【适用人群】胃阴不足型的患儿。主要表现为神情呆滞，多饮流质饮料，大便干结，手足心热等。患儿平时容易脾气焦躁，睡眠质量不好。

【药　材】沙参9克，麦冬9克，石斛9克，太子参12克，火麻仁6克，谷芽9克。

【做 法】 煎服。

【护士说】 有一天，我到幼儿园接侄子放学，看到他的小同学面黄肌瘦的，我便拿出了准备给小侄子吃的芝士蛋糕，心想着这孩子可能家里条件不怎么好，营养吸收不足，导致身体瘦削，面黄肌瘦。结果我把蛋糕一递过去，他却白眼了，说什么除了市内最有名的某某饼店的芝士蛋糕之外，其他的他都不吃。我就傻愣住了。侄子不好意思地对我低语说，那小同学几乎是全校家庭条件最好的，基本上不是最好的东西他都不吃。

我便奇怪了，那怎么脸色这么暗黄，身体这么瘦弱呢？后来对方的家长开着名车来了，我便以我的困惑上前和他家长沟通，才发现原来他家长一直被这个问题困扰。于是我便把小同学带给爷爷看。爷爷一看就笑了，捏着小同学的鼻子说对方挑食，然后给他的家长开了个苍术陈皮汤，并教家长如何解决孩子挑食、营养不均的问题。

没过多久，我再去接小侄子，小同学已经精神抖擞，白白胖胖的。

【爷爷说】 在这个年代，小孩童在饮食方面基本上不会出现缺食量的问题，但还是有不小孩子在幼年时会出现面黄肌瘦的现象，无论父母给他们补什么补品，都好像吸收不了。很多家长会误以为这是消化不良或者营养不足所造成的，但其实造成小孩面黄肌瘦的原因有很多。例如，饮食不节制，不按时吃主食，或者零食吃得太多，都会影响到孩子的脾胃功能，造成脾胃功能失调，引发脾胃虚弱，久而久之，孩子就容易出现面黄肌瘦的症状。还有就是营养不均衡，也是小儿面黄肌瘦的元凶之一。因为小孩子本身对肠胃消化力的感觉比成人差，很多时候吃多了、吃撑了或者一个温补类的东西吃多了，而自己脾胃消化不了，也不知道。长期这样，因为脾胃运行不调会导致面黄，营养吸收不了，家长见状，不知所以，又继续给小孩添加补品，适得其反地增加了孩子的肠胃负担。其实，小孩子脾胃虚弱，每天给小孩多喝粥是最好的。如果每天喝上山药、茯苓、薏米中任何一种熬的粥，就可以起到补脾健胃的作用，再配合中药，达到根治小孩面黄肌瘦的效果。

8. 药膳食疗方,解决小儿支气管炎

从现代医学的角度来讲,小儿支气管炎是指身体内的支气管发生了炎症,通常由普通感冒、流行性感冒等病毒性感染所引起,也可能由呼吸系统吸入的细菌感染所致,是小儿常见的一种急性上呼吸道感染病。

中医认为,小儿支气管炎的治病原因主要是感受外邪,肺脾受损所致。肺为五脏六腑之华盖,所谓"肺主气息,而后应于皮毛"。小儿感于风寒,受于皮肤肌理,而后入伤肺经。轻则咳嗽,重则喘急。一旦肺伤于寒,就会出现咳多痰涎、喉中鸣急的症状;肺伤于暖,则会咳声不通而壅滞。伤于寒者,必泄壅滞;伤于暖着,应从润肺、止咳、通便方面入手。

【偏方一】花生米零食。

【食 材】花生米30克。

【做 法】开水略泡,剥去外衣,分两次给小儿服用,连服数日,可润肺止咳。

【偏方二】核桃生姜。

【食 材】核桃2个,生姜3片。

【做 法】核桃去壳取仁,在小儿每晚临睡前,取出核桃仁和生姜共嚼食用。

【偏方三】葱须雪梨汤。

【食 材】葱须5个,梨1个,白糖10克。

【做 法】洗净食材后,将葱须和梨一起水煎,即将完成时加入白糖。吃梨饮汁,可用于外感风热型慢性支气管炎。

【护士说】小儿患上支气管炎,苦了孩子,痛了家长。一天一对夫妇抱着孩子在门诊前来回踱步，说是找过了不少医生，也到医院进行了治疗，但是孩子时好时坏，常有复发的迹象，家长忧心忡忡，寝食难安。见家长二人如此难受，我便上前让家长带上孩子到爷爷那里去看看。但是家长一口拒绝，说孩子小，犯不得胡乱吃药。见家长放心不下，我便拿出了爷爷治疗百日咳的案例，让这对夫妇稍微安心。

终究，夫妇二人看着孩子咳嗽厉害，而且老治不好，便还是去了。爷爷一看，说事儿不大，主要是西医用药重在对付孩子呼吸道细菌，消炎解毒的药效过猛，反而伤了孩子肺脾而已。治疗小儿支气管炎，在中医上可以采用润肺止咳、内调气息的办法。夫妇一听说西医用药会对孩子造成副作用，便害怕了，爷爷马上安抚夫妇说，孩子小，身体弱，可以不作中药配方的治疗。爷爷给夫妇写了几道偏方，偏方上只是一些核桃仁、雪梨、葱须等食材。爷爷说，孩子润肺大可不必用药过猛，由于这孩子是内热型的体质，加上外感风寒，所以只要在未来几天多给孩子炖葱须雪梨汤就好。雪梨性微寒，能够缓解孩子体内的燥热，加上葱须一起炖制，对付慢性支气管炎很有效。

果然，几天后，夫妇再次前来给爷爷道谢，说孩子的支气管炎好了，而且哭声洪亮，不像之前那样气喘了。

【爷爷说】小儿支气管炎主要由咳嗽引起，而小儿咳嗽又分受寒、受热和气阴两虚三种。受寒而咳的患儿主要是感受风邪，首犯肺胃，肺主气，影响呼吸。如果肺受寒气邪侵，就会气机不畅，呼吸受碍，导致咳嗽。因此，应该多吃核桃生姜，润肺滋补，对抗外邪。受热而咳的患儿，由于脾胃薄弱，肝火亢盛，心经蕴热，阻碍肺气肃降，也会导致咳嗽。要多吃葱须雪梨汤，可以润肺平火，对热型慢性支气管炎很有效果。而气阴两虚的小儿，由于禀赋不足，身体虚弱，加上外感咳嗽不愈，就会发展成内伤咳嗽，衍生支气管炎。对此，应多吃花生米，温补不燥，弥补患儿肺阴耗伤或者肺脾气虚等症状。

9. 两款简单偏方,预防幼儿肺炎

　　小儿肺炎是小儿疾病中对生命威胁最大的疾患之一，也是很常见的一种小儿病。患儿的年龄越小，就会出现越多的并发症，导致病情越复杂，治疗越困难。按病程分为急性肺炎、迁延性肺炎、慢性肺炎。按病原体分为细菌性肺炎、支原体肺炎、真菌性肺炎、病毒性肺炎等。小儿肺炎多发于春夏之交或冬春换季的时候，因为此时空气湿度较大，病原体更易传播，而小儿的抵抗力不足，导致肺炎发病率很高，对此，家长应该特别留神。

　　中医认为，小儿肺炎是可以通过日常饮食预防的，均衡饮食，配加特别的食疗，能够在肺炎高发期增强小儿自身的抵抗力。

　　【偏方一】百合党参粥。
　　【药　材】党参 30 克，百合 15~20 克，粳米 100 克，冰糖少许。
　　【做　法】先将百合和粳米同煮成粥，再将党参以文火浓煎，取其汁液，将药汁和冰糖调入百合粳米煮成的粥中即可。一日 2 次，早晚服用。

　　【偏方二】蒲公英芦根粥。
　　【药　材】蒲公英 30 克，芦根 40 克，杏仁 10 克，粳米 60 克。
　　【做　法】将粳米煮成稀粥，然后将蒲公英、芦根和杏仁加水煎煮，取其药汁，去渣，之后将药汁加入粳米粥之中进行调味。一日 1 次，可作小儿的主食，连服 7 日。

　　【护士说】同事最近上班总是无精打采，神情萎靡，做事错漏百出，我一时不明白，因为她一向是个一丝不苟的人。出于关心，我便开口问了她近况。她是个新手妈妈，孩子刚满周岁，生病了，久治不愈，让她和丈夫夜里不能入眠，昼夜为孩子的病况担心。

我问她孩子的症状如何，她说孩子得了小儿肺炎，因为孩子小，抵抗力低下，导致病情反复而复杂，孩子又不能言语告知医生到底身体哪里不舒服，哪里出了问题，于是一直有不能对症下药的感觉。中药、西药都吃过了，用西药，孩子就会缺乏精神，身体乏力，同事担心是药力过强，产生了副作用。由于她的孩子体质偏弱，所以对西药有点吃不消。试了中药，副作用少了，可是孩子嫌苦，不肯喝药，要是喝了，也很快会反胃把药给吐出来，她和丈夫看着孩子肺炎的病情，不知如何是好。

我建议她去爷爷那里看看，爷爷一看，说是孩子确实脾胃不健，加上肺炎的影响，导致体内气血虚弱，用药便比正常孩子更难。于是爷爷便给了她一道方子，很简单，是百合党参粥，让她取百合和党参30克左右，以粳米熬成粥，用来代替孩子的米糊和稀饭，给孩子吃几天看看。结果，大概几天的时间，同事容光焕发，原来是孩子的病痛好了，孩子恢复了活力，加上百合党参粥，有补血益气和清热解毒的功效，现在孩子连睡觉都比以前睡得香了。

【爷爷说】党参有补益脾肺的功用，是治疗五脏虚的重要药材；而百合、冰糖素来有润肺止咳的功效，粳米能温补滋养小儿的肺胃，因此将三种食材同吃、多吃，可以补虚扶正，更能补脾气、益肺阴、止咳嗽。百合党参粥比较适合用于低热型的小儿肺炎患儿。而另一味蒲公英芦根粥则比较适合发热、咳嗽、纳食不佳的病毒性肺炎患儿。因蒲公英性寒，是清热解毒的常用药物，有利尿、利胆、健胃和轻泻的作用，对金黄色葡萄球菌、溶血性链球菌有比较明显的抑制作用，对肺炎双球菌、脑膜炎双球菌、白喉杆菌、绿脓杆菌等也有一定的抑制作用。另外，芦根能清热生津，历来多用于治疗肺热咳嗽、肺痈等疾病。杏仁则是宣肺止咳的常用要药。将此三种食材熬煮成粥，多给小儿吃用，能够清热解毒、扶正驱邪、宣肺止咳。

10. 膳食偏方,治疗小儿鹅口疮反复发作

鹅口疮是一种多发于婴儿身上的口疮类型,患儿一般是周岁内的婴儿或者母乳期的新生儿,伴舌头或颊部有成片雪白色乳凝状斑片的症状。引起婴儿鹅口疮的主要原因是婴幼儿抵抗力差,一旦食具或者乳头的清洁度不够高,就会容易导致婴幼儿口腔内和舌头、软腭等处感染细菌,出现白色斑膜,随后蔓延到牙龈和颊外。发病时,患儿的口腔会感受到刺痛和干燥,导致患儿哭闹、不肯吃奶,是困扰父母的常见疾病。

中医认为,小儿鹅口疮主要由脾胃积热、心火上升、虚火上浮等因素引起,因此主要对小儿鹅口疮进行辨治。

【偏方一】糖拌西瓜汁。
【食　材】西瓜、白糖适量。
【做　法】将西瓜肉去籽捻碎取汁,加入适量的白糖,互溶后喂食于婴幼儿,一日4次。

【偏方二】冬瓜荷叶汤。
【食　材】冬瓜适量,新鲜荷叶整片。
【做　法】冬瓜切片,荷叶作底,加水煲煮后放入少量食盐调味,取汤喂服于患儿,每日3~4次。

【偏方三】冰糖银耳水。
【食　材】银耳、冰糖适量。
【做　法】将银耳洗净后放于水中浸泡发胀,开水煮熟,加入适量冰糖,完成后,用银耳水喂患儿,每日1次。

【护士说】有一天，我和爷爷到公园散步，见到凉亭中有一位年轻妈妈在给婴儿喂哺母乳，只见孩子哭声不断，不大肯吃奶，喝了几口便扭头在哭。妈妈见状没辙，也碍于周围人多，便拿出小毛巾给孩子清理嘴边的奶迹。可能是眼见孩子张嘴哭闹时嘴里有奶迹，年轻妈妈便用奶瓶里面的水沾湿了毛巾，想要稍微伸进去孩子的嘴里替他清理嘴里的白色奶迹。

爷爷见状，立马上前阻止，把人家年轻妈妈吓了一跳。

爷爷说："嘴里的不是奶迹，清不得。"年轻妈妈就奇怪了，刚好处于喂完奶的状态，也难免年轻妈妈如此尴尬。我赶紧上前为爷爷圆场，说爷爷是老中医，不是故意的，应该是他见着孩子出了什么问题。果然，爷爷完全不理会妈妈，径直朝着孩子的口腔在看。爷爷说，孩子口腔内壁的不是奶迹，不是脏污，而是不折不扣的鹅口疮。

一听鹅口疮，年轻妈妈不知所以然，眼珠子转了转，继续询问爷爷。爷爷解释到，鹅口疮多发于未满周岁还处在母乳期的孩子身上，因为孩子抵抗力低，乳头不干净或者稍微处理不正确，都容易导致孩子的口腔出现口疮，进而是孩子不愿吃奶，哭闹不停，严重点的还会微微发烫，倍感不适。妈妈一听就紧张了，爷爷赶紧安抚她，让她回家做点冰糖银耳水，给小孩喂服，数次服用之后，鹅口疮便能解决。

【爷爷说】鹅口疮是婴幼儿的常见疾病，从中医的角度上看，主要有脾胃积热、心火上升及虚火上浮三大类型。脾胃积热型的患儿，嘴唇、舌头以及颊内会出现大小不同的白色溃烂斑点，患儿多会因病不能进食，因而适合应用糖拌西瓜汁等偏方进行治疗，清热解毒，通便泻火。心火上升的患儿，一般会出现舌尖糜烂溃疡、进食困难、口干舌燥、焦虑不安等症状，适合用冬瓜荷叶汤等清心泻火的食疗改善情况。而虚火上浮的患儿，会口腔溃烂，但是白色斑点较少，适合用滋阴降火的食疗来进行治理，冰糖银耳水等食疗对此效果显著又不影响患儿日常进食，可以多多采用。

11. 多款洗疣汤,轻松治疗儿童软疣

儿童软疣,一般由人类乳头瘤病毒感染引起,由于该病毒入侵小儿身体部位的不同,因此其临床表现也有所不同。儿童软疣常见在手指、指甲、脚趾之间出现,表现为受感染部位的皮肤会出现粗糙、坚硬的乳头瘤状。该病毒的传染和感染主要由于儿童的细胞免疫系统功能不高,当身体器官局部摩擦、外伤或者多出汗的情况严重时,就会引起局部的淋巴细胞功能下降,从而使人类乳头瘤病毒乘虚而入,进而受感为软疣。

【偏方一】薏苡仁土苓汤。

【药 材】生薏苡仁、土茯苓各40克,败酱草、紫草根、板蓝根、连翘、大青叶、蒲公英等各15克,蚤休10克。

【做 法】各药水煎取汁,每日2次,早晚空腹服用。有清热解毒、消肿散结、活血行瘀的功效。

【偏方二】荆芥防风汤。

【药 材】防风、荆芥、蝉衣、当归各10~15克,柴胡、赤芍、僵蚕、黄芩各15克,薏苡仁、大青叶各30克,甘草7克。

【做 法】将各药放于水中,3碗水煮成1碗水,每日1剂,每次少许。

【偏方三】解毒平肝汤。

【药 材】新鲜生薏苡仁、大青叶、板蓝根、牡蛎粉等各30克,败酱草、夏枯草各15克,赤芍10克。

【做 法】将各药放于水中,水煎,服用5~7剂,每次少许。

【偏方四】蓝根苡仁汤。

【药 材】板蓝根、薏苡仁各30克，木贼、防风各10克，生槟榔6克。

【做 法】水煎取汁分次温服，每日1次。

【护士说】一天，一位母亲带着一个两岁出头的小儿来找爷爷。表面看着孩子并无什么大碍，气色不错。但是妈妈却很忧心，赶紧把孩子的小手递给爷爷看。爷爷看了就明白了，原来小儿得了软疣。爷爷安慰母亲说，儿童软疣很常见，让母亲不用过于操心。爷爷说，儿童软疣主要是由人类乳头瘤病毒引起的，当孩子的小手平时玩玩具或者作息的时候手汗过多，加上抵抗力不足，受到病毒侵害，就容易在指缝间出现软疣。虽然软疣短期内对孩子的影响不大，但是长此以往会影响孩子的淋巴细胞功能，造成对淋巴系统的伤害。因此，爷爷给了那位母亲几个方子，都是家居能经常做的药方，分别是薏苡仁土苓汤、解毒平肝汤和蓝根苡仁汤。爷爷说，这些方子里头所用的药药性温和，而且能够从药房买到，建议母亲按照剂量多给孩子煎煮。有病治病，无病预防，尤其是解毒平肝汤，用的是板蓝根、薏苡仁、木贼、防风和生槟榔，其中主料是板蓝根，主要是解毒消炎，提高孩子自身免疫系统的抵抗力，软疣清除后还可继续给孩子一周喝一次，以预防流行性感冒等疾病。

【爷爷说】中医认为，儿童软疣病发于儿童先天禀赋不足，体质不强，是劳欲内伤，复感外邪，生痰聚瘀所致。总括而言，是儿童体内气血痰湿凝滞结成的。除了上述三种辨治方药之外，还可以多食黄芪、当归等食材，以养气血、固根本；同时，蚤休、山豆根、木贼草等食材能够疏风散邪，清热解毒；红花、三棱、莪术、香附等药材能活血散瘀，理气行血，都能有助小儿软疣的治疗。因为清热解毒的中药具有抗病毒的作用，而益气养血的中药具有增强机体细胞免疫功能的作用，同时可以配合青黛、海螵蛸粉、雄黄粉、轻粉和适量凡士林调和成药膏，涂在疣体上，每日至少2次。这样，药膳食疗、内调外治若能配合服用，对儿童软疣的治疗会有很大的帮助。

12. 两大食疗汤药,治疗幼儿贫血症

贫血是小儿时期比较常见的一种症状性综合病证。从现代医学的角度上讲,是指末梢血液中的单位容积内的红细胞数、血红蛋白量低于正常值,或者其中一项指标低于正常值的表现。其中,由于小儿身体内部器官的功能相对成年人较低,造成小儿营养摄取不均衡等状况时有出现,因此营养性缺铁性贫血是小儿贫血当中最为常见的一种,尤其是周岁内的婴幼儿发病率最高。

中医认为,小儿时期的患儿脏腑较为娇嫩,功能还没完全发展完善,稍有喂养不当,就会对小儿的脾胃造成损伤,加之小儿多有偏食的嗜好,容易造成营养不均,且肠道内寄生虫更加容易滋长,从而使脾胃功能发挥不全,食物的营养没办法完全消化,摄入不均,导致气血不足,就会造成贫血。

【偏方一】四色珍珠汤。

【食　材】瘦猪肉、鸡蛋、菠菜、紫菜、面粉。

【做　法】第一步,将面粉放入盆内,边加水边用筷子拌匀面粉,直至面粉浓稀度起"小疙瘩"为止。第二步,将猪肉剁成肉末;用开水将菠菜焯一下,切成小粒。第三步,热锅入油,根据个人喜好放进适量的葱姜末,下肉末煸炒,加少许酱油,添入适量水烧开。第四步,将已经起了疙瘩的面粉水放进锅中,煮片刻,此时倒入鸡蛋液,放入菠菜、紫菜及适量盐,稍煮片刻即可食用。

【适用人群】正值吃米糊时期的8~12个月幼儿。

【偏方二】鸭血豆腐汤。

【食　材】豆腐一块,鸭血一块,佐料适量。

【做　法】将鸭血和豆腐分别切成小块,放入沸水中煮滚,片刻之后,可以根据个人口味,往锅中加入小白菜、菠菜等营养价值较高的青菜。

【适用人群】由于是流质食品,适合7个月以上能够进食流质食物的幼儿。

【护士说】一次周末和侄女到游乐场玩，侄女玩得时候很起劲，一到吃饭就扭扭捏捏的，眼见着面前放满了各种丰富营养的菜式，她却是不肯吃。蒸水蛋，她说不好吃；排骨，她说不爱吃；牛肉，她说不想吃。我就问她到底想吃什么，她说她想吃炸鸡翅或者火腿肠。稍有常识就知道，这些食品的营养价值低不说，而且防腐剂多。我再看看侄女扭捏的样子，心想，一定是肚子里头长寄生虫了，加上饮食不营养，挑食，导致不长肉，二话不说，我便拉着侄女到了爷爷家，赶紧寻医问道。

爷爷一见侄女很是高兴，搂搂抱抱了一番，很快却脸色下沉。

爷爷说侄女脸色偏黄，嘴唇发白，而且眼睛无神，我回话说一定是长寄生虫了营养吸收不了，导致面黄肌瘦的。爷爷却摇摇头，说情况比长寄生虫麻烦多了。

爷爷说，侄女是得了小儿贫血。由于偏食，造成营养不均衡，加上小孩本身的造血功能较成人低，因此，气血不足导致贫血。爷爷还说，小儿贫血不是血液多还是少的问题，重点是小儿贫血会影响孩子的成长及脏腑的功能完善。所谓三岁定八十，孩童缺血，长大了养血更难。于是爷爷二话不说，给了两条药方，让我快马加鞭给哥哥送去，务必天天给侄女煮食。我拿着方子一看，一个是四色珍珠汤，用几种颜色各异的食材做成汤羹，光是卖相就足够吸引孩子眼球了；第二个是鸭血豆腐汤，都是软绵绵的食物，孩子吃了很好消化。

果然，经过嫂子和哥哥的食疗治理，一个月后侄女的气色明显好了很多，而且还天天嚷着要妈妈给她做四色珍珠汤。

【爷爷说】小儿贫血需要家长多加重视，不能单靠一味地进食补品来解决，因为小儿脾胃功能尚未完善，所以从中医的角度上讲，和中医药膳、西医成药相比，更加建议多采用家居食疗为宝宝打造均衡营养。比方说，鸭血豆腐汤，材料简单，物美价廉，但是营养价值很丰富，宝宝吃着也容易入口，不会有药物调理的感觉。豆腐中含有丰富的蛋白质，鸭血中含铁量很高，而小白菜、菠菜等营养蔬菜则含有丰富的钙质和叶酸，钙质可以促进宝宝骨骼的发育；叶酸能够增强造血功能，确保血红细胞的活性和寿命；维生素 A、B 族维生素、维生素 C 等对于促进宝宝神经系统发育效果也很好。因此，爷爷建议家长可以多花心思，在生活中配合铁质丰富的食材为宝宝打造"补血大餐"。

13. 一款清甜汤,就能预防小儿手足口病

手足口病是近年一种颇受家长和社会重视的儿童传染病,现代医学上称之为"发疹性水疱性口腔炎"。患儿多数为 5 岁以下的儿童,主要症状是手、足、口腔等多个部位会长出红肿的疱疹,少数没有及时得到适当治疗而病情严重的患儿还会出现心肌炎、肺水肿、无菌性脑膜脑炎等并发症。手足口病是由肠道病毒引起的传染病,大部分患儿是通过接触被病毒污染的手、毛巾、手绢、牙杯、玩具、食具、奶具、床上用品以及内衣等引起感染。同时,患者咽喉分泌物及唾液也可以通过空气进行传染,传染性极高。曾经有个别重症患儿,病情发展很快,最终导致死亡。因此,近几年,社会对手足口病的预防和警惕大有提高。

中医认为,手足口病属于"温病"的范畴,因为小儿脾胃和心肺都比较娇嫩,因此容易感受疫毒时邪而致病,病位主要在肺、脾、心三处。

【偏方名】金银花青叶饮。

【药　材】金银花 6 克,大青叶 6 克,绵茵陈 15 克,生苡仁 10 克,生甘草 3 克。

【做　法】水煎服,一日分 2 次服用。3~6 岁儿童连服 5~7 天为一个疗程。3 岁以内婴幼儿可减量服用;6 岁以上患儿可加量服用。

【护士说】正值小儿手足口病高发期,有一天同事把应该在幼儿园上学的孩子带到了单位,说学校细菌传播危险,不放心让孩子上学,家里又没有人可以带孩子,就直接带到医院来了。我笑了笑说,医院不是更多病菌吗?同事一听,傻了一阵子,马上浮现出悔不当初的表情,赶紧给小孩的手啊嘴巴啊消毒。我赶紧叫停同事,告诉她手足口病其实是可防可治的,只要提高警惕就好,不用过分担心,再说,不能成天因为怕小儿接触到细菌而不放心让小孩参与他应该要参与的社交。加上他所在的幼儿园也会做好消毒工作,预防手足口病,所以让她别担心。

但是同事好像还是放心不下的样子,我在下班的时候把她和孩子带去了爷爷

家，向爷爷要了预防手足口病的偏方。眼见同事神色忡忡，爷爷笑了笑说，没有什么保证不出现手足口病的偏方，他的方子也只是从滋养肺脾提升孩子抵抗力的角度下手而已。爷爷让同事每天给小孩喝一小壶金银花青叶饮。从起居的角度上讲，手足口病是病从口入，容易通过接触感染的一种疾病；从中医的角度上讲，主要是因为脾胃心肺相对虚弱，容易受到病毒燥热侵犯所致。因此，对症下药，饮用金银花青叶饮，能够提升孩子心肺脾肾的抵抗力，自然是有利于预防手足口病的。

同事便按照爷爷的叮嘱，每天给孩子用一个小水壶装一点金银花青叶饮，代茶来喝。过了手足病高发期，我再问她，她说孩子很健康，什么事都没有，连这期儿童高发的流行性感冒也没出现。

【爷爷说】 "病从口入"，对于卫生意识薄弱，抵抗力不强的小儿来讲，可以说是非常值得注意的地方。病毒时邪容易从小儿的口鼻入侵到孩子体内，引起发热、头痛、咳嗽、流涕等症状；如果邪毒侵至口舌，孩子的口腔里就会长疱疹，患儿会感到口腔里头疼痛，又不会表达，于是出现不想吃东西的情绪，容易流口水；如果邪毒入侵到四肢，患儿手足上就会长疱疹；如果邪毒进一步影响到心肺等脏腑，有可能会引起气促、咳嗽、神昏、抽搐等危重的病象，严重的患儿可能会合并出现心肌炎、肺水肿、脑炎、脑膜炎等病症，从而引起死亡。手足口病的影响不容忽视，本偏方的药材虽然简单，但是具有清热解毒、健脾化湿之功效，适用于易感人群预防。换季时节以及手足口病、流行性感冒高发期，多给小儿喝这个偏方，一方面能够将初受入侵的邪毒外辟在萌芽阶段，另一方面还能提高小儿对抗病毒的抵抗力。

14. 黄豆炖猪蹄,助长矮个子儿童身高

根据调查,造成小儿个子矮的原因很复杂,除去遗传、疾病和性腺分泌不足等多种先天性原因外,正常小孩个子之所以会比同龄人要矮,主要原因就在于食物方面。儿童期进食的质和量,都是影响孩子发育及个头高矮的重要原因。要想孩子长得高,必须要尽力保证孩子的饮食营养充足。

社会上所谓的"矮身材",是指小儿目前的身高低于同年龄、同性别、同地区儿童身高5厘米左右,或者在一百个小孩当中,身高排行倒数三甲之内的,即可称之为矮身材。要提醒的是,当家长发现自己的孩子落后于同班同学半个头至一头高度时,就要提高警惕,不能单纯地认为孩子只是"晚长高",从而不对孩子的身高成长引起重视。孩子身高要从小抓起,在幼儿园时期,一旦发现孩子身高落后就要配合食疗多加钙质丰富的食材以提升孩子长高的可能性。因为很多孩子的身高不够,如非先天性原因,则是后天的营养不均衡,或者是骨骼发育缺乏必要营养要素造成的。只要小孩时期营养均衡了,就可避免孩子以后矮个子的尴尬了。

【偏方名】黄豆炖猪蹄。

【食　材】猪蹄一个,黄豆适量。

【做　法】第一步,先将黄豆用水泡发,大概三个小时左右能发胀完成。第二步,把水烧开,放进猪蹄用水焯一下,反复更换2~3次清水,再煮,去除猪蹄的腥味。第三步,将猪蹄、黄豆、适量酱油、葱姜放入锅中倒进清水,焖煮大概一个小时,待猪脚肉质变软即可食用。可作为佐餐食物,在肠胃消化允许的前提下多吃无碍。

【护士说】在小区里,傍晚散步时总会看到一个七八岁大的小男孩在和父亲一起进行积极的运动锻炼,运动中间,从未停止过,我不禁钦佩孩子的毅力。因

为一般来说，孩子七八岁的时候虽然好动，但是更愿意在家看动画片、玩玩具，这孩子竟然能如此自觉地每天晚上完饭后锻炼身体？

结果有一天晚上，我看到了孩子蹲在健身器材旁边哭，父亲叉着腰在教训孩子，说男孩要是再不锻炼，以后变成矮个子了，我看不过眼过去劝父亲，说孩子七八岁，长这个个头也不算矮，就别太要求过高了。

结果父亲竟然说孩子足足有十岁了，还只是这个个头，比同班同学足足矮了大半个头，不加强锻炼不行。我便细看孩子，觉得他身体应该没什么，就是矮了点，还有就是瘦了点，肉不多。孩子继续哭闹说不想跑步，想回家。

我见状便劝服爸爸带着儿子来了爷爷家。

爷爷一看，说孩子个儿矮，一方面是遗传的原因，也有后天的因素，只要稍微注意饮食，配合适当的运动，增强体质就行，不用太侧重什么增高保健操之类的。父亲洗耳恭听，想听出什么惊世骇俗的方子来，结果爷爷就让他和妻子多给孩子做点黄豆炖猪蹄来吃。

再过了半年，我已经很少看到男孩了，有一天晚上见到一个孩子在楼下玩耍，开开心心的，细细一看，原来就是那个男孩，他长高了至少有 10 厘米。

他告诉我，就是听了爷爷的话之后，妈妈一个礼拜给他做四五次黄豆炖猪蹄，加上猪蹄和黄豆的配搭很鲜甜，他特别喜欢吃，很多时候连汤都喝个精光，爸妈都不能和他抢，结果就长了不少。

【爷爷说】中国传统饮食文化中，有一句老话叫"五谷宜为养，失豆则不良"，说明了自古以来，在中国人的心目中，豆类的营养价值是非常高的。豆类所含蛋白质含量高、质量好，其营养价值接近于动物性蛋白质，是最好的植物蛋白，而且富含钙、磷、铁、钾、镁等无机盐，是膳食中难得的高钾、高镁、低钠食品，更是中国餐桌上的"热门菜"。而偏方中的另一个主角猪蹄，也为人所熟悉。猪蹄对于经常四肢疲乏，腿部抽筋、麻木，消化道出血，失血性休克及缺血性脑病患者有辅助疗效；其富含骨胶原蛋白，有保持血管弹性、健脑和防止脂肪肝形成的作用，有助于青少年生长发育和减缓中老年妇女骨质疏松的速度。

15. 两条家居简单方,治愈儿童暑热症

一到炎夏酷暑的季节,就会有不少的婴幼儿出现一种长期发热的疾病,在医学上,这称为"夏季热",又叫"暑热症"。此病多发于 6 个月到 3 周岁的婴幼儿,主要是因为这个年龄层的婴幼儿神经系统发育还不完善,自身体温调节的功能较差,加上整体的发汗机能还不健全,排汗时有不畅,散热会慢一些,便很难适应夏季的酷热环境,因而容易造成发热持久不退。

中医认为,体质过差的幼年儿童,常有出现暑热症的情况。家长不用过于慌张,病急乱投医。其实,从孩子的日常饮食入手,扶正食疗,充分促进消化,才是增强孩子体质,打造健壮身体的重点。而且,针对暑热症的家居食疗也很简单,比如在瘦肉汤、鸡汤里加点白芍、淮山、莲子等食材就可以生津健脾,帮助孩子消化之余,又能温补孩子体质。

【偏方一】荷叶冬瓜粥。

【食　材】新鲜荷叶 1~2 张,冬瓜适量。

【做　法】将荷叶洗干净后加入水,煎汤大概 500 毫升左右,将荷叶汁倒出来过滤备用。冬瓜切成小块,倒入荷叶汁及适量粳米,将其煮成稀粥,加入白糖适量即可。

【偏方二】山药蚕茧粥。

【食　材】蚕茧 10~12 只,红枣数颗,山药 50 克,糯米 50 克,白糖适量。

【做　法】先将蚕茧洗干净,煎汤大概 500 毫升左右,滤去蚕茧的汤渣,保留其汁液,再将去核后的红枣、山药和粳米等一同放进蚕茧汤水中,煮成稀粥便可。

【护士说】有一次,我连续几天在医院的急诊室遇上常客,是一位妈妈,抱

着出生四个月的孩子来打点滴，她说孩子老是发热，今天打了点滴，不下两天又开始发热。因此，孩子一发热她就抱着孩子来打点滴。

我摸摸孩子的额头，看样子他不像是发烧啊，再问问妈妈孩子的症状，她说孩子全身发烫，但是并无咳嗽、流涕等症状。

我见妈妈这样隔三差五地抱着孩子来医院急诊室也不是办法，重点是点滴打多了，几个月大的孩子也会吃不消，于是就带她来找爷爷。

爷爷一看孩子的眼珠子和舌头，说孩子不是单纯的发烧，而是患上了小儿暑热症。暑热症多数发生在母乳期的幼儿身上，主要是幼儿自身的体温调节还不完善，加上夏季天气温度过高，容易打破孩子体内的温度平衡，他自己调节不过来，表之于外，便出现了全身发热的状况，这种暑热症应该从食疗调理和保健消暑的角度进行处理，就算天天去打点滴也只能治标不治本，因为点滴只是通过药力去刺激体内调节系统的暂时均衡，而根本性的调节机理还是没有解决。

于是爷爷让孩子的妈妈多煮荷叶冬瓜粥或者荷叶冬瓜水给孩子喝，煮好冬瓜水之后，放进奶瓶，让孩子代替清水来喝，喝上几天，暑热症便能消除。

【爷爷说】上述两款汤粥，对于消热解暑效果很好，冬瓜清热生津、利水止渴、荷叶清热解暑，适用于发热不退、口渴、尿少的患儿；而蚕茧能够止渴解毒，山药、红枣两种食材是健脾开胃的"好手"，适用于低热、神疲乏力、胃纳减退、大便溏薄的患儿。同时，爷爷告诫家长们，发现小儿患上暑热症，切忌给孩子吃消炎和退烧药物，因为消炎退烧的药物药性较强，伤脾胃，本来小儿受热毒邪侵，脾胃心肺已有受损，再用此类药物会导致孩子的体质越来越差，从而引起病情的恶性循环。爷爷建议家长们，除了上述两款食疗以外，暑热比较严重的患儿还可适当地进行中药调理，配合清热解毒、健脾补肺的中药服用以缓解病情。

16. 四款甜汤饮，治好小儿夜啼症

　　啼哭是婴幼儿的一种本能反应，小孩子从零岁至三岁，由于说话表述的能力还没有发展完善，因此很多时候都会用啼哭来表达自己的情绪。一般来说，造成小儿夜间啼哭的情况很多。比方说，尿布湿了，小屁股不舒服；室内空气比较闷，小孩呼吸不畅；或者小孩衣服穿得较多，出汗湿衣服裹着皮肤不舒服；又或者衣被盖得太多使孩子感觉到热；饥饿、口渴、疾病疼痛等，这些都属于正常的生理反应，这些情况下的啼哭是正常的。

　　所谓的"夜啼"是指婴儿白天一切如常，生理照料并无不妥，体检没有异常发现，没有疾病，也没有饥饿、口渴的生理需求，却每至夜间就会出现阵阵啼哭或者持续啼哭，也就是通常所说的"夜哭郎"。中医认为，夜啼的主要原因是心肺积热，烦躁而啼，脾胃虚寒，寒痛而啼；或者白天受惊，因惊而啼等。

　　【偏方一】百合粥。

　　【食　材】百合50克，莲子30克，糯米100克，红糖少许。

　　【做　法】将莲子、百合洗干净，放于锅中加入适量清水，放入干净的糯米，三样食材煮成稀粥，再加入适量红糖即可。特别提醒，百合、莲子及糯米需要煮烂才能更好地发挥功效及增强口感。

　　【偏方二】龙眼粥。

　　【食　材】干龙眼肉20克，红枣4枚，粳米60克。

　　【做　法】将龙眼肉、红枣、粳米等材料洗净后一同放在锅中，加入适量清水煮成稀粥，再根据个人喜好加入适量白糖，然后将枣核、龙眼肉的渣等隔掉，便可食用。龙眼粥本身略带甜味，白糖分量可酌量减少。

　　【偏方三】蝉麦大枣汤。

【食　材】蝉蜕2克,浮小麦6克,钩藤3克,大枣3枚,甘草2克,白糖适量。

【做　法】将上述材料洗净,放于锅中,加入适量清水,待大枣等食材有所微烂即可,然后隔渣,加入适量白糖,饮用其汤。此款汤略有一点药材味道,适合年纪在三岁以上的小童喝。

【偏方四】葱姜红糖饮。

【食　材】葱根3根,生姜3片,红糖15克。

【做　法】将葱根切成条状和生姜片一起放进水中,开水煎煮大概3~4分钟,加入适量红糖调味,便可饮用。

【护士说】有一天半夜大概10点多,有人来到爷爷家敲门,是对年轻的夫妇,爷爷以为是急诊,赶紧应门。夫妇说,孩子患了一个奇怪的病,爷爷便问到底是什么奇怪的病。夫妇说,孩子中邪了。中邪?爷爷一听便着急了。

夫妇说,孩子很奇怪,像是中邪了一样,白天好好的,多笑少哭,但是一到晚上便哭个不停,有时候哭得喘气,或者提不上气,声音也沙哑了,父母听着像是揪心一样地难受。夫妇便赶紧来找爷爷开一些定惊辟邪的方子。

爷爷看了看孩子,听着孩子在自己面前哭了几声,再看看孩子的眼珠子,笑了笑说,这不是什么中邪,完全不是,只不过是得了一种病,叫“夜啼症”。夜啼症是一种婴幼儿常患的疾病,表现为白天一切正常,晚上却哭啼不断。爷爷说夜啼症不用怕,不用慌,只要稍加调理就能痊愈。

因为夜啼症主要是由于孩子心肺虚热、脾胃虚寒所引起,因此爷爷建议夫妇俩回家多给小孩喝点姜葱红糖汤或蝉麦大枣汤就好,犯不着到处找什么辟邪定惊的方子。另外,爷爷还提醒夫妇,作为新手爸妈,让他们多注意孩子的微表情,很多时候衣服穿多了,孩子觉得闷热,或者室内空气不畅通,孩子觉得憋气,也是会哭的。而衣服穿得多还门窗关得严,正是很多新手爸妈的通病,生怕孩子吹风了会生病,也怕孩子穿少了会着凉。其实一切以孩子表之于外的体温为准,如果握着孩子的小手,能够感受到孩子的手掌是温热的,就证明孩子够暖。因为孩子的体温调节和成人不一样,成人切忌以自己的标准来衡量孩子的体温。

【爷爷说】夜啼症对患儿的作息及饮食都会造成很大的影响，以上几款甜饮药膳，性气温和，适合不同症状的小儿多加食用。百合性微寒，能润肺止咳、清心安神，更含有丰富的淀粉、蛋白质、脂肪和钙、铁等成分，与糯米一同煮成稀粥，让小孩在睡觉前食用，可达到润肺、清心安神、控制孩子夜间啼哭的效果。偏方二中的龙眼肉性甘平，含有丰富的蛋白质和维生素类成分。传统中医一直有个说法，龙眼肉是"主五脏邪气，安志，久服强魂，聪明"之品，说明龙眼肉自古以来在中医学上便是补品之中的上品，此方将龙眼肉与大枣、粳米同煮，能够很好地起到安神定惊的作用，减轻小儿夜啼症。偏方三中，蝉蜕性甘平，有疏风定惊的功效，一直以来是婴儿常用药物；而钩藤、浮小麦等材料又有平肝镇惊、养心安神的功用；大枣更是能够养血益脾、清心火，将几种材料同煮成水，每日1次按时饮用，镇定安神效果会很好，坚持饮用1~2周便可治好小儿夜啼。

17. 幼儿口疮烦恼多，竹叶灯芯乳能解决

婴儿口疮是我们应该注意的一个问题，口舌生疮是小儿，特别是婴幼儿常见的疾病。小儿出生后，应经常查看小儿，对先天不足的早产儿或久病体弱儿，特别是消化不良腹泻的患儿，更需经常查看口腔有无白屑或舌上、口颊两侧黏膜、口唇内侧、齿龈、上腭的咽部有无生疮。如果患儿口腔有唾液下流，稍有异味，而且嘴唇外翻，充血鲜红，小儿口腔有灼热刺痛感的，则是口糜。

引起口疮的病因是多方面的，病情亦有轻有重，但无论是哪一种口疮，病患儿童都会因为口腔不舒适而降低食欲，轻者仅影响小儿乳食的摄入，重者可出现全身不适的症状，所以一旦发现小儿患有口疮病，家长们要及时治疗护理，并针对不同的病因，在平时应做好预防。

【偏方名】竹叶灯芯乳。

【食　材】淡竹叶 6 克，灯芯草 1.5 克。

【做　法】将竹叶、灯芯草洗干净，放于锅中，加入清水，用水煎煮。隔渣取汁大概 10 毫升左右，和平常喂哺的乳液搅拌均匀后，给幼儿饮用。每当哺乳的时候都可以加入适量的竹叶灯芯乳。

【护士说】一个妈妈带着小孩来找爷爷，说宝宝刚满三岁，最近小孩经常指着嘴巴说"疼"，后来妈妈发现她的口腔壁上有一处乳白色溃疡。妈妈一看，就想起了小孩小时候口腔里经常出现这种白色的斑，以前孩子小，不会讲话，妈妈以为是奶迹就没管它，现在孩子会讲话了，才告诉妈妈，原来口里面的白斑会疼。此后，每隔两三个月孩子口里就会长一粒黄色的溃疡，不久自己又好了。虽然能自愈，但是妈妈还是不大放心，就带她去看医生，可是医生也说不出孩子口里长白斑却又不治而愈的原因，就带孩子过来了。

爷爷看了看孩子，便说孩子是长口疮了，应该多饮用竹叶灯芯乳这个偏方。中医认为，小儿长口疮与免疫功能低下，缺乏维生素或微量元素锌、铁等原因有关。因此，家长多给小儿吃竹叶灯芯乳，再在平时合理搭配孩子的饮食，除了肉、蛋类食品外，多吃些蔬菜、水果，就能有效提高孩子的免疫力，减少复发。

【爷爷说】造成小儿长口疮的原因很多，也很复杂，但整体上讲是脾胃积热、心火上升和虚火上浮三大方面。脾胃积热型口疮患者适合选用清热解毒、通便泻火的食材；心火上升型的口疮患者适合选用清心泻火的食材；而虚火上浮型的口疮患者应选用滋阴降火的食材。针对小儿体内热寒虚实的情况不同，家长要有针对性地给小儿用药。其中，上述的竹叶、灯芯草等食材，性温和，清热平燥，对于心火、虚火和脾胃积热都有平和慢调的功用，建议家长可多煮用。

第二章

绽放玫瑰不刺痛，
魅力女人的妇科小偏方

1. 月经超前不用急，黄芪党参兼服之

月经超前是指月经周期提前七天以上，甚至一月两潮。月经超前也称"月经先期"、"经行先期"或"早经"。此症多见于育龄期妇女。

【偏方名】黄芪党参汤。

【药　材】黄芪15克，党参12克，炒白芍9克，香附9克，灸甘草6克，川芎6克，肉桂3克。

【做　法】取黄芪、党参、炒白芍、香附、灸甘草、川芎、肉桂，以水煎服，每日1剂。

【护士说】在与爷爷一同出诊的过程中，就曾遇到过这样一位女士，她主诉自己月经超前了七天，而且血量较少。最近她每天都打不起精神，而且面色偏黄，一向顺利的工作如今也遇到了瓶颈。因此，她担心自己患了月经超前，想请爷爷给开一些药吃。

爷爷为这位女士把脉，认为她脉象虚细，有气虚之相。最终确诊她为月经超前。针对如何治疗，爷爷为这位女患者开出这样的药方：黄芪15克，党参12克，炒白芍9克，香附9克，灸甘草6克，川芎6克，肉桂3克。爷爷告诉她，回家后将这些药用水煎服，每天1剂，5个疗程后再回来复诊。5个疗程后，这位女士如约而至，这次的她与先前简直判若两人。红润的面色，意气风发的仪态，使她看上去年轻了许多，再不见当初面黄萎靡的样子。她告诉爷爷，自己的月经如今特别准确，精神也特别好。由于自信，工作上也取得了长足的进步。

我们为她的痊愈而高兴，但是爷爷还是不忘叮嘱，工作固然重要，可是作为一名职业女性，更不该忽略自己的身体。虽然现在病好了，但依旧要注意调节自己的生活规律，减少心理压力并增加营养的补充，切不可好了伤疤忘了疼，等到身体出现问题的时候再来治疗。

【爷爷说】爷爷说,月经超前主要是由气虚和血热引起。中医认为,气有摄血之功,气虚则不能摄血,故任冲二脉失去调节和固摄之功。血得热而妄行,故血热可使经血运行紊乱而妄行,致月经提前。这位女士月经超前的症状是月经来时几滴而止,过五六天或十来天再来点儿,每月行经两三次,且面青黄、脉虚细,属于中气不足、血分大虚。黄芪、党参、炒白芍、香附、炙甘草、川芎、肉桂,这些中草药是健脾益气、固冲调经的良药,对月经提前、色淡、质稀、倦怠乏力、气短懒言、食欲不振、脉虚缓都有很好的疗效。爷爷还告诉我,月经提前,肝火更旺、血更虚,所以月经就会更加提前,月经越提前失血就越多,往往使身体产生恶性循环。所以就要凉血、平肝火、息怒气,按压膈俞、血海、三阴交是比较简单而有效的方法。此外,还可以点燃艾条熏隐白穴,每天2次,每次熏20分钟即可(注:①膈俞在人体背部,第七胸椎棘突下旁开1.5寸的位置;②血海,屈膝时在大腿内侧,髌底内侧上2寸处;③三阴交位于小腿内侧,踝关节上3寸;④隐白穴在脚拇趾甲内侧角外一分处)。

2. 经期腹痛扰人，牛奶加蜂蜜效果佳

痛经或称经期疼痛，是妇科患者最常见的症状之一。许多妇女在经期都有轻度不适，但痛经是指经期疼痛的影响了正常活动，必须依靠药物治疗。周期性的月经疼痛是常见的并且发生于大多数月经周期。痛经常为绞痛并伴有下背部疼痛、恶心、呕吐、头疼或腹泻。

【偏方名】牛奶蜂蜜饮。

【食　材】牛奶一杯，蜂蜜一勺。

【做　法】取热牛奶一杯，加入一勺蜂蜜，搅拌均匀。每晚睡前喝一杯。

【护士说】小兰是我从小一起玩到大的朋友，她出落得亭亭玉立，浑身上下散发着少女的健美。但是我却发现，每个月总会有几天小兰都会窝在家里不出来，偶尔与同学、朋友相聚一次，也是面色苍白、毫无生气。我常常劝她到爷爷这里瞧瞧病，千万不能讳疾忌医。小兰总推说自己没什么事，过几天就好。经过一番观察，我发现她的气色和精神真的在两三天之后就会变好，但是转入下一个月又开始反复起来。为此我判断她应该是痛经。追问之下，她点了点头，肯定了我的猜测。

后来爷爷并没有给我什么药方子来治疗小兰的痛经。但告诉我如何配制一种既简单又好喝的饮品——牛奶蜂蜜饮。按照爷爷的说法，我把牛奶煮熟后，又将其稍稍晾凉，然后加入一勺蜂蜜，搅拌均匀后一杯牛奶蜂蜜饮就制作成功了。小兰非常喜欢牛奶蜂蜜饮的味道，所以作为每晚睡前的饮品，这对她来说简直是一种享受。坚持了一段时间之后，小兰的痛经果真得到了缓解，好几次同学聚会都赶上她来月经，但是她依旧和大家玩得很愉快。如今，小兰已经把牛奶蜂蜜饮作为一种日常饮品，用她的话说，痛经不在了，但是牛奶蜂蜜饮的神奇疗效还在。这么多年的坚持让她不仅身体越发健美，而且皮肤也白如牛乳。

【爷爷说】爷爷说,这个偏方也是他从师傅那里听来的,教给了很多人,也治好了很多人,但是其中奥妙也是他后来通过不断学习才弄明白的。爷爷虽然是中医,但是对现代医学也颇有研究。通过查阅资料,爷爷发现牛奶中含有大量的钾元素,而蜂蜜中则含有许多镁元素。钾对人体神经中枢的传导、血液的凝固过程及人体所有细胞的机能都十分重要。它不仅能够缓和情绪、抑制疼痛,更具有防止感染的功效,对减少月经期血量也具有一定功效。镁则能帮助大脑中神经冲动传导以及具有神经激素作用的活性物质维持正常水平。月经后期,在镁元素和钾元素的共同作用下,女性的心理状态会更加和谐,心理压力和紧张情绪也都能得到缓解;更重要的是,腹痛程度也可以大大降低。这样一来,一系列的良性循环就会使女性的痛经症状大大减缓。此外,睡前喝牛奶加蜂蜜还可以养颜,促进睡眠。不过空腹饮用牛奶蜂蜜饮对身体则有害无益,此外还要注意食物相克的禁忌,喝牛奶的时候最好不要饮茶。

3. 三种食疗汤，就能摆脱经期错后

经期错后是女性月经不调的一种常见现象，可能由于青春期发育不良、更年期内分泌失调、子宫内膜炎和出现子宫肌瘤等不同的内分泌紊乱引起，有时候，女性在人流和产后身体调理不当，导致气血两虚也会造成经期错后。月经错后，容易引发腰酸背痛、偏头痛、小腹胀痛、乳房胀痛、脸色偏黄等疾病，适合通过药膳汤水，从调理气血、化瘀散结、补益冲任着手，调理女性各脏器功能，从而调节内分泌均衡。其中以三款补而不燥、药性温和的食疗汤最为首选。

【偏方一】母鸡艾叶汤。

【食　材】老母鸡1只，艾叶15克。

【做　法】将老母鸡洗净，切块，同艾叶一起煮汤，分2~3次食用。

【功　效】补气摄血，健脾宁心。适用于体虚不能摄血而致月经错后、出血过多的患者。

【偏方二】桂圆鸡蛋汤。

【食　材】龙眼肉50克，鸡蛋1个。

【做　法】先煎龙眼，30分钟后打入鸡蛋，共炖至熟，早晚各1次，连服10天。

【功　效】温阳补气养血，补心脾，益气血，滋阴降火，强身健脑。适用于月经不调，倦怠乏力，面色萎黄，心悸怔忡，失眠健忘，思虑过度所致的各种病证。

【偏方三】红糖山楂饮。

【食　材】生山楂肉50克，红糖40克。

【做　法】先煎山楂去渣，冲入红糖，趁热饮。

【功　效】山楂不仅能够增进食欲，促进消化，还可以散瘀血，加之红糖可以补血益血，这份水果饮可以促进恶露不尽的更年期妇女尽快化瘀，排尽恶露，也适用于月经延后。

【护士说】一天，有母女三人来找爷爷帮忙看病。小女儿是高中生，学习压力沉重，休息不佳，导致经期长期错后，母亲没有多加理会，一直以为是学校伙食火气燥热导致的，就没特地带女儿去看医生。没想到，待小女儿月经越拖越久，长期不来之后，内分泌已经明显失调，脸上两颊间长满了脓疮型痘痘，不调理可不得了。于是便按照爷爷的药方，每天给煮桂圆鸡蛋汤。喝了几天，脸上的痘痘有了明显的改善，小腹胀痛的症状也有所缓解。

大女儿是职业女性，每天奔走于工作和生活之间，其压力之大比小女儿更甚多倍，加上食无定时、睡不得当，生物钟被打乱。大女儿一直也以为是生物钟的影响导致月经错后，不加理会。但经爷爷一番细看诊断，发现大女儿的状况却是看似虚火旺盛，实为血气不足、体虚底弱。于是爷爷便给大女儿开了母鸡艾叶汤。

最后，便是妈妈了。妈妈的年龄恰好处在更年期的尴尬时间段，长期以来的月经错后，让妈妈误以为是更年期将至开始出现的停经症状。本不想多加理会，可身体却争不起气来，月经久久不来，身体也毫不轻松，先是脸色发黄，色斑皱纹浮上脸不说，更甚者是夜尿频繁，乳房和小腹胀痛难耐，食欲不振，房事情趣也急剧下降，夫妻间感情也略有问题。爷爷便为妈妈做了详细检查，观其脸色，发现并不是更年期的缘故，反倒是月经错后的影响，于是便给妈妈开了红糖山楂饮。妈妈体质不虚，不宜使用老母鸡等食材大进补，相反由于曾经生育且较为年长，反倒是体内瘀血难清，导致小腹胀痛，月经失调。妈妈吃了几个月下来，脸色光滑了，身体好了，连饮食胃口都开了不少。至此月经错后的问题得到了很好的改善，母女三人还是坚持吃针对自己状况而定的食疗汤，固本培元。

【爷爷说】针对女性复杂的生理机构，过补过燥容易引发血气相冲，强烈的西药又容易导致体虚血弱。相反，食疗汤既温补又健康，还能针对不同年龄的女性设定不同的汤水食材，发挥其不同功用。

4. 三种外用疗法，告别倒经之苦

倒经，中医认为是月经向上逆行，是指有的女性在月经来潮前1~2天，或是经期行时，出现周期性有规律的鼻出血或吐血的现象，少数女性会在行经后出现这种状况。出现倒经特征的女性，多数伴有经期月经量少或无月经。从西医的角度上讲，倒经主要由于鼻黏膜与女性的生殖器官两者在生理方面有某种特定的关联性，鼻黏膜的某些特定区域对卵巢雌激素的反应较为敏感，所以在女性来月经的时候有时会因敏感以致出血；中医角度则认为倒经是由于血气燥热、上行逆转所引起，倘若女性平时性情相对急躁，爱生闷气将郁结憋在体内，以致肝气不舒，肝火内盛，就相对性情平和的女性更容易出现倒经现象。同样，平时喜好吃辛辣食物的女性亦较饮食清淡的女性容易发生倒经现象。

倒经虽然并不直接影响女性怀孕生育，但长期倒经者，可能因子宫内膜异位而引起，因此，倒经不容忽视。一般轻微倒经者能通过中西药物得以治疗，但药治容易导致女性体虚血弱等症状，因而在此推荐两款外用疗法，以解倒经之苦。

【偏方一】紧急止血法。

【做　法】

1. 冷敷止血。让患者取坐位，头后仰，将冷水毛巾敷于前额。并用干净棉花浸透冷水，敷于鼻梁骨上，上齐双目，下齐鼻尖。

2. 压迫止血。用手指分别压迫两侧迎香穴（鼻翼外缘中点旁，鼻唇沟中），同时将大蒜捣成泥，敷于两足心。

3. 药物止血。用白茅根60克，小蓟50克，灶心土（打碎）20克，煎汤服。也可用鲜生地50克，鲜藕两节（洗净）一齐捣烂，挤汁服。

【偏方二】吴茱萸研粉外敷法。

【做　法】吴茱萸研粉，用醋调，取适量贴于一侧的太冲穴、涌泉穴上，外部固定，两侧穴交替贴，每日换 1 次贴，于经期前 7 日开始，经后结束为 1 个疗程，一般治 1~3 个疗程就能痊愈。

【护士说】有位大学同学欣欣，在一次考试中竟流了鼻血，我看着心里发慌，想赶紧让她先停止考试，到校医院看医生止血，谁知道，她竟一点不在意，只是用纸巾塞住鼻子，便继续考试了。我当时一心以为欣欣是考试至上，认真学习，下来之后便跟她交谈，想拉她去校医院，结果才知道欣欣是倒经，考试的几天刚好是经期，来回去了不少次校医院，可是倒经却一直找不到理想的治疗方法。于是在考试结束后，我把欣欣带到了爷爷家里，希望爷爷帮忙解决欣欣长期倒经的问题。根据欣欣的说法，她的倒经症状已经很久，就是血气上行，通过鼻黏膜，从鼻子流出来，虽然鼻血流得不多，但是经期却很是问题，量少且伴有头晕。爷爷，赶紧给欣欣做了几个疗程的针灸，教会了欣欣一些倒经发生时的紧急止血措施，并告诉她朝鼻孔塞纸巾的做法要不得。同时研磨了一些吴茱萸的粉末，给欣欣指点了穴位的准确位置，叮嘱欣欣要每天用吴茱萸粉末贴敷太冲穴和涌泉穴。两个月下来，欣欣停止了倒经现象，连经期血量也相对稳定正常了。

【爷爷说】爷爷说，紧急止血法对于轻微倒经者有及时功效，能迅速止血，降低女性因倒经造成的即时影响。而长远来看，患倒经症的年轻女性，平时要注意培养良好的生活规律，保持心情愉快，在月经期间要避免剧烈运动和精神刺激，忌服椒姜辛热之品，再对症治疗，倒经症就能够治愈。配合长期的针灸治疗，改善经络血液运行来调节，同时，经期来潮前一两天，保持情绪稳定，心情舒畅，配合适当的温补食疗，多吃些蔬菜、水果，多饮水，避免用力捏鼻子，可有效地防范月经的倒行。

5. 益母当归功效大，治疗月经过少药到病除

月经量少或月经过少，是指月经周期基本正常，但是经量明显偏少，甚至点点滴滴、断断续续；或者是经期全程缩短到不足两天的时间，经量亦偏少，这两种情况均称为"月经过少"。该病如果发生于青春期和育龄期的女性身上，可能会发展成闭经；如果发生在更年期女性身上则往往会导致进入绝经状态，因此月经过少不容忽视。

通俗点讲，经血量少的主要原因是雌激素水平低或子宫发育不良。雌激素可刺激子宫内膜的增生变厚，为受孕做准备。在女性未受孕的情况下，增生的内膜会脱落出血形成月经。一旦女性经期的出血量偏少，很可能是体内雌激素水平低导致的子宫内膜增生不够厚，这种情况长此下去会影响到女性日后的怀孕，让受孕几率降低，因此月经过少不是一件小事，也绝不是"少来少麻烦"的事，一定要引起重视。

作为月经不调的一种症状，月经过少自古以来便受到中医界的重视，其中益母草和当归堪称养血调经、改善月经过少的"圣药"。

【偏方一】 益母草粥。

【药　材】 鲜益母草汁 10 克，鲜生地黄汁、鲜藕汁各 40 克，生姜汁、蜂蜜适量，大米 100 克。

【做　法】 大米煮粥，待米熟时，加入上述诸药汁及蜂蜜，煮成稀粥即成，每日 2 次，温服。病愈即停，不宜久服。

【偏方二】 益母草煮鸡蛋。

【药　材】 益母草 30 克，鸡蛋 2 个。

【做　法】 将益母草、鸡蛋加水适量同煮，鸡蛋熟后去壳，再煮片刻即可。月经前每日 1 次，连服数日。

【偏方三】当归延胡汤。

【药　材】当归9克,延胡索5克,生姜2片。

【做　法】将上述3味水煎,每日1剂,连服3剂。

【护士说】眼下各种以中医调理、内外兼修的女性口服药和药丸子铺天盖地地涌现在女性消费市场。有一次在商场遇见一个约莫二十五六的女生,在销售员的"怂恿"下,一抓便是几个牌子3个疗程的药物,既有口服液又有调理的药丸,一整套下来足足上千块。眼见女生面露难色,犹豫不决,我赶紧上前低声耳语了几句。一开始她当我是医托,可后来她还是在图便宜的思想推动下来到了爷爷的家。爷爷观其脸色,马上明白了女生的病处,女生却一直忧心忡忡,以为我和爷爷即将要哄她买下天价的药物。没想到,爷爷只说了"益母草"和"当归"两个词。原来,女生只是月经量少,贫血导致血气不足、运行不畅,没什么特别大的问题,犯不着一两千地买药。爷爷跟女生说,经前要多喝益母草煮鸡蛋,经后多喝当归延胡汤,自可调理好,既便宜又方便。平日里,还可隔三差五地喝一下益母草粥,但当经期恢复正常后便不能常服。女生有点半信半疑,爷爷便详细解释说,益母草和当归一向是女性经期调理和血气温补的圣药,见效显著又方便。女生便按照爷爷的叮嘱,接连三个月的经期用益母草和当归做了调理,结果,第四个月特意过来看望爷爷,告诉我们,经期一切正常了,不再担心受孕问题了。爷爷笑得乐呵呵,还不忘叮嘱女生,往后的日子里,想要调理好气血和身子,益母草和当归还是可以酌量食用的。

【爷爷说】益母草,又名益母蒿、坤草。自古以来医家都把它作为治疗妇科疾病的专用良药。其药味辛辣微苦,药性稍有寒凉,贯通经脉入心,直达肝经。其具有活血化瘀、清热解毒、利水消肿之功效。现代药理学研究认为,益母草的主要化学成分为益母草碱、小苏碱、益母草定,次要成分为芸香甙、淄醇、有机酸及维生素等。这些成分具有兴奋子宫、利尿、兴奋心脏、扩张血管、兴奋呼吸、溶血、抗菌等作用。而当归有"十方九归"和"药王"之美称,特别是用于治疗妇科疾病更是功效卓著,素有妇科"圣药"和"血家百病此药通"之说。当归和益母草交替或同服,具有补血活血、调经止痛、祛瘀生新、润肠通便之功效,主治月经不调、痛经、血虚或血瘀、闭经腹痛之症。

6. 月经过多要注意，枸杞羊肉可多食

从现代医学的角度上讲，女性每月的正常月经出血量应为20~60毫升，如每次月经量超过80毫升的，很可能是"月经过多"。常见月经过多的分型有气虚、血热和血瘀三种。气虚患者月经过多，主要是由于血气两虚，饮食失节，劳倦过度，大病、久病损伤气血，中气不足，冲任不固等原因引起。血热患者量多，多是因为饮食辛燥，邪气入体，七情过盛，郁结化热，热扰冲任等因素引起。而血瘀患者量多，气滞而致血瘀，或经期产后余血未尽，寒邪入身，或经期不禁房事，导致瘀血内停，血不归经而导致。

月经过多除了造成生活上的不方便、体质虚弱之外，更有严重潜在疾病的症状。月经长期量多，可能存在罹患缺铁性贫血的风险，因此女性一定要对月经过多多加重视。

【偏方名】枸杞炖羊肉。

【食　材】羊腿肉1000克，枸杞50克，调料适量。

【做　法】羊肉整块用开水煮透，放在冷水中将血沫洗净，切块；锅中油烧热后，放入羊肉和生姜，倒入少许料酒，翻炒后倒入枸杞子、清汤（2000毫升左右）、食盐、葱，烧开，去浮沫，文火慢炖一个半小时，等羊肉熟烂即可吃肉喝汤。

【护士说】听爷爷说，妈妈生产后一直身体不佳，月经不调，经量过多。打从我懂事以来，一直见着妈妈隔三差五地泡枸杞茶来喝，妈妈说，枸杞一年四季皆可服用，夏季适合与贡菊、金银花、胖大海和冰糖一起泡茶，可以改善体质，利于睡眠，调节月经。一次，到爷爷家吃晚饭，妈妈手中正好提着一包新买的枸杞和准备做晚饭用的羊肉，爷爷定睛一看，眼珠子转了转，灵机一闪，到厨房做了枸杞炖羊肉。妈妈不置可否，也不知两种食材配合起来会不会相冲，正犹豫着

要不要下筷。爷爷根据中医典籍记载,分别介绍了羊肉补肾、枸杞养肝明目的疗效,将这两种食物搭配在一起,配上文火炖一炖,更加适合冬季经期不调的女性品尝。而且,妈妈属于血瘀型的经量过多,主要由于产后调理不佳,血瘀内停所致,因此多吃枸杞炖羊肉这种温补型的食疗调理是最佳的选择。

自此以后,妈妈便在家中做起枸杞炖羊肉来,不出数月,妈妈的月经量正常了,前后就五六天,加上量不会过大,而且脸色泛红,色斑晒斑等都褪去了不少,一副容光焕发的样子。

【爷爷说】枸杞子和羊肉都是很好的食材,自然,枸杞炖羊肉便成了女性滋补、补而不燥的上佳之选。枸杞子具有滋肾润肺的功效,对肝肾阴亏、血虚萎黄、虚痨精亏、腰膝酸软、头晕目眩等有显著效果。羊肉补血温经,用于产后血虚经寒所致的腹冷痛能够起到很好的温补缓解作用。而且,从现代医学的角度上分析,羊肉的蛋白质含量较多,脂肪含量较少,维生素 B_1、维生素 B_2、维生素 B_6 以及铁、锌、硒的含量颇为丰富,因此气虚体质的女性冬季可多多服食。

7. 三花饮安神解郁，告别经前紧张

　　经前紧张，在现代医学上称为"经前期紧张综合征"，常见症状是女性在经前 7~10 天开始出现烦躁、易激动、失眠、头痛、头晕、乳房胀痛、食欲不振、胸闷、下腹不适、浮肿等症状，待月经来潮后可渐渐消退的一种女性月经不调病症。此症状最常见于 30~40 岁的育龄妇女。一般来讲，典型的经前期综合征在经前一周开始，随着月经期越来越近，紧张症状会逐渐加重，至月经来潮前两三天最为严重，但月经来潮后突然消失；有些患者症状持续时间较长，一直延续到月经开始后的三、四天才完全消失。患经前期综合征的妇女身体往往会出现多种不适症状，严重的患者伴有精神症状，其中焦虑症状居多，超过七成的患者会出现经前焦虑；六成的患者会有乳房胀痛的感觉和体重增加；五成的患者会出现低血糖的症状，约三成的患者会有抑郁症状，有时甚至会伴有自杀意识。对于治疗经前综合征（经前紧张症状），现代医学还没有明确的治疗方法。由于其临床表现多样化，严重性不一，因此针对不同的患者需给予不同的治疗。从中医的角度来讲，经期紧张是内心抑郁、阴阳不调所致，重在平衡脏腑的气血阴阳，更要重视经后的调理。

　　【偏方名】三花饮。
　　【食　材】金莲花、金银花、菊花适量，冰糖按各自喜好准备分量。
　　【做　法】将 3 种花用净水冲去表面杂质，放入杯中。注入开水，加入冰糖，浸泡 2 分钟后即可饮用。

　　【护士说】记得以前上学的时候，临近高考，高中同学沐紫曾经因为经前紧张闹过不少时间，大家都为她担心不已。由于当时距离高考只剩 1 个月，全宿舍的同学都投入紧锣密鼓的复习作战之中，可沐紫偏偏在这时候遇上了"老朋友"，一开始只是疲乏无力、头痛和烦躁不安，但是随着时间越发临近，学习压力也变得更大，沐紫的经前紧张亦逐渐恶化，频频出现失眠、腹痛和关节疼痛等症状。为了确保高考顺利，沐紫和母亲商量着吃推迟月经的药物。眼见沐紫开始走进为保学习时间，忽视经前紧张，却因经前紧张严重影响学习质量的恶性循环，于是我把她拉到爷爷那里就诊。爷爷看后，认为沐紫的情况并无大碍，主要是心理和精神上绷的太紧加剧了经前紧张。于是沐紫便根据爷爷的叮嘱，每天饮用三花饮，把它当普通的茶类来饮用，后见沐紫身心舒畅了不少，宁神安气，高考顺利。

【爷爷说】金银花具有抗菌、抗病毒、增强免疫力和抗炎解热的功效；金莲花被称为"塞外龙井"，有清热解毒、养肝明目和提神的功效，能有效帮助经前紧张的女性在饮用期间提振精神，祛郁解乏，对缓解经前头痛、乏力等症状尤其有效。而菊花主治感冒风热、头痛病等，对眩晕、头痛、耳鸣有防治作用。三花结合，经前多饮用，能调节体内阴阳平衡，安神解郁，帮助告别经前紧张。同时，爷爷还认为，经前紧张不能单靠花茶或食疗治疗，一定要放松心情，调节饮食，少吃甜食和脂肪多的肉类，多吃纤维较多的蔬果，让身心保持平衡，不宜喝酒、抽烟、喝咖啡等。因为酒类、咖啡和甜食等食物容易造成个人情绪波动，故不建议。同时一定要多做运动，因运动是一种"万能药"。每天在新鲜的空气中快走、游泳、慢跑、跳舞等，都对身体的健康非常重要。而且在月经来之前的1~2周增加运动量，会缓解不适。

8. 鳖鱼炖白鸽，解决闭经难题

闭经，从现代医学的角度上讲是妇科疾病中的一种常见症状，其发病原因很复杂，如发育不良、遗传基因、内分泌失调、免疫系统错乱、精神异常等都可能引起女性闭经。另外，还有肿瘤、创伤以及药物因素所导致的闭经情况。所以，医学上建议根据闭经的原因不同，要针对病因对闭经进行诊断和治疗。闭经另可分为生理性和病理性两大类型。生理性闭经是指青春期前、妊娠期、哺乳期、绝经过渡期及绝经后的闭经。病理性闭经常按部位可分为卵巢性闭经、垂体性闭经以及下丘脑性闭经三大类。

中医认为，女性闭经的原因大体上可分虚、实两种。虚者是精血不足，血海空虚，无血可下所致；而实者则是邪气阻碍，脉道不通，经血不得下行所致。细化至不同的脏腑上看，肝肾不足的患者，由于房劳多产、久病，加之禀赋不足，容易造成伤肾，致使精血不足，无血可下。气血虚弱的患者，则是心脾劳伤或者大病、久病失血等以致冲任大虚，无血可下。阴虚血燥的患者，是因为身体阴虚或久病伤阴，造成阴虚血燥或精亏阴竭而导致虚劳闭经。气滞血瘀的患者，是气血瘀滞或经产受寒，造成体内寒凝血脉而致闭经。痰湿阻滞的患者，主要是因为肥胖痰湿阻络而导致闭经。

【偏方名】鳖鱼炖白鸽。

【食　材】鳖鱼1只，白鸽1只。

【做　法】将鳖鱼、白鸽洗净，鳖鱼切块，放入白鸽腹内。将白鸽放入炖盅之中，加入适量清水、姜、葱、盐和黄酒等，隔水炖至鸽烂熟，即可食用。

【护士说】有一天，一个朋友带着自己的小妹妹来找我，她妹妹是21岁的大学生，处于青春期的女孩。我问她怎么啦，看上去除了瘦削了一点，脸色暗淡之外，估计没有什么大病吧。结果朋友瞪了妹妹一眼，责怪道："明明不胖，却天天喊减肥,好吧,现在减出麻烦来了吧?"

我平复了朋友的怒气,赶紧询问情况,原来妹妹叫小兰,身材高挑,长到166厘米了,却只有90斤,算是精瘦的类型,由于现在的社会尤其是青春期的女孩,总是以瘦为美,于是小兰便反复通过节食等方法减轻体重。开始减肥的时候,减少食量,增加剧烈的燃脂运动,到了后期完全到了吃多了就要呕吐掉的程度,结果,体重是降到了十多斤,但同时她的"好姐妹"也不来了,出现了连续三个月的闭经状况,导致体内激素水平也完全紊乱,脸色暗淡,年纪轻轻便开始浮现了色斑。

见状,我赶紧带着她去找爷爷。爷爷一看,便知道是减肥惹的祸,除了不能继续节食减肥之外,还要适当地进补,以补血养气解决闭经的问题,调理气息。爷爷给了她一个方子,是鳖鱼炖白鸽,做法简单,功效显著。

小兰经过闭经一役,再也不敢节食减肥了,还一个星期保持至少吃上三次鳖鱼炖白鸽,现在不但经期准、气色好,按她的说法,女人气色红润,中气十足之后,穿什么都好看了,美丽自然更是自内而外地散发。

【爷爷说】鳖鱼肉质肥厚,味甘甜,贵在其甲。鳖甲性味咸,性温和而平缓,养肝目,益脾经,而且富含动物胶、角蛋白、碘质、维生素等元素。中医认为,鳖甲有养阴清热、平肝息风、软坚散结的功用。多用来治疗癥瘕痃癖、经闭经漏等证。而方中的白鸽,同样对肝肾、经络尤有益处。鸽肉之中含有的粗蛋白质量达到22%之高,能够滋肾益气,一般多用于治疗妇女血虚经闭。因此,久患虚羸的女性,食之有益。

9. 妊娠呕吐好痛苦，来片生姜止恶心

妊娠呕吐，是指女性在受孕后 2~3 个月期间，反复出现恶心、呕吐、厌食和一吃东西就会呕吐的症状。从医学角度上讲，妊娠呕吐并不是一种病，而是不同的女性体质对于受孕所呈现出来的不同反应，因此，不需要过分着急去寻医，更加不能胡乱吃药，以免影响胎儿。

中医认为，要缓解妊娠呕吐的情况，可以多吃生姜，或者含一块生姜片，因为姜有益脾胃、散风寒的功效。同时，配合适当的生姜食疗，便可达到缓解呕吐的效果。

【偏方一】乌梅生姜汤。

【食　材】乌梅肉、生姜各 10 克，红糖适量。

【做　法】将乌梅肉、生姜、红糖加适量的清水，煎煮成汤即可，建议每日喝 2 次。

【偏方二】生姜焖鸡。

【食　材】瘦光鸡 1 只，老姜适量，米酒、葱根等佐料适量。

【做　法】将鸡砍块备用，烧锅下油，放入姜片，将姜片炒香后，倒入鸡块，香炒至 9 成熟后，喷酒，加入佐料，焖煮，至鸡块熟透后，放入葱根，再焖 2 分钟，即可。平日佐餐用。

【护士说】黄小姐是机关部门的在编工作人员，由于前几年工作忙碌而且应酬不断的原因，她做过一次人工流产。今年初，她发现自己怀孕了，考虑到自己曾经做过人工流产，子宫壁可能变薄，担心胎儿不稳定的缘故，夫家给她大量地进补。可是在妊娠前三个月里，她经常出现食欲不振、恶心、呕吐、头晕、倦怠等症状，特别是在清晨空腹时恶心、呕吐更为严重。

我带着她来到爷爷家,她说自己随着妊娠时间的变长,呕吐的症状没有减轻,反而更加严重了,一开始只是吃多了或者早晨起来有呕吐的征兆,现在到了一喝补汤或者吃饭都想吐的程度,早晨刷牙更是要命,牙刷都还没有开始运作,一张嘴放进去口腔,便开始呕吐。她很担心长期进食不到或者呕吐剧烈会影响胎儿。

爷爷说,呕吐过于剧烈或者影响进食,确实会妨碍母体对营养的吸收,自然会影响胎儿,但是爷爷也让黄小姐不要太多担心忧虑,一方面,饮食要改变大补的形式,转为清淡均衡就好,另外,就是多咀嚼生姜片,配合乌梅生姜汤和生姜焖鸡等食材来进行调理。

黄小姐听了爷爷的话之后,多咀嚼生姜片,平时也尝试生姜焖鸡,呕吐的症状果然有所减轻,几个月之后,诞下了白白胖胖的小宝贝。

【爷爷说】偏方一中的乌梅有敛肺止咳、生津止渴、涩肠止泻的功用,日常生活中,我们可用乌梅治疗久咳、虚热烦渴、久泻、久痢、大便带血、小便出血等疾病。配合适量的生姜片,此方有和胃止呕、生津止渴的作用,适合肝胃不和的孕妇缓解妊娠呕吐的症状。而偏方二中,生姜有益脾胃、助散风寒的功效,加之鲜鸡功能温和,益气补血,此汤具有祛风滋补的功效,对于气血不足的孕妇非常好。另外,妊娠呕吐虽说是一种正常的生理反应,但也可以通过饮食和适当的运动进行调和,妊娠呕吐反应严重的孕妇应该多注意饮食,可以减少每次进食的量,少食多餐。多喝水,多吃些蔬菜、水果;同时,适当参加一些轻缓的活动,如室外散步、做孕妇保健操等,都可改善心情,强健身体,减轻早孕妊娠呕吐反应。

10. 熏蒸法解决难言之隐，教你远离阴道炎

阴道炎的成因很多，有滴虫、念珠菌、真菌等多种病毒感染所引起的不同类型阴道炎。正常情况下，女性的阴道由于解剖组织的特点，对于病原体的入侵有天然的防御功能。当阴道口闭合，或者阴道上皮细胞在雌激素的影响下出现增生，使表皮细胞角化，阴道酸碱度保持在 pH4~5 的值之间，这些都会对病原厌氧菌的繁殖起到天然的抑制作用。一旦上述的自然防御功能遭受破坏，病原体就会入侵到阴道，从而引发阴道炎。

【偏方名】艾叶熏蒸法。

【药　材】艾叶一小把。

【做　法】将一束干艾叶放入水中，旺火煮滚后，将艾叶渣去掉，再将艾叶汤倒入消毒过的盆中，待温度适合后，整个下身坐进盆中，让阴道充分浸泡到艾叶汤，持续熏蒸20分钟左右，再洗干净身体。

【护士说】话说，最近门诊部来了个常客，这个月年轻的张小姐已经第二次来看妇科门诊了。说着也很奇怪，陈小姐一看就是平常很爱清洁、讲卫生的人，看她连坐在等候厅的凳子上，都会先用湿纸巾将凳子表面擦干净再坐。而且私人生活也十分检点，可是阴道炎就是特别爱光顾她，使她坐立不安，精神萎靡，有苦自己知。

眼见张小姐被阴道炎困扰得很辛苦，多次看妇科门诊也找不着门道，反反复复，我便带张小姐来找爷爷看看情况。

爷爷经过询问，才知道张小姐之所以长期反复得阴道炎，是常穿紧身涤纶三角裤惹的祸。爷爷说，紧身的涤纶三角裤是一种透气性能很差的织物，而且长时间紧裆裹臀，会使张小姐会阴的汗液排不掉，蒸发不出去，转而使汗液和阴道、尿道内分泌物混合在一起。如果在清洗内裤的时候，不及时发现及时清洁，或者

没有经过太阳直接照射进行消毒的话,张小姐再穿到身上,便容易引起会阴部糜烂和感染,引起阴道炎和阴道瘙痒,严重者还会有异味恶臭。

爷爷教了张小姐一个艾叶熏蒸法,让她每天晚上煎煮艾叶汤来坐盆,结果不到几天,张小姐的阴道炎就得到了很好的治疗。

【爷爷说】熏蒸疗法在我国历史悠久,西周时期,不少女性就开始盛行熏蒸法。熏蒸法的原理是,运用药物煎煮后的蒸气对皮肤进行熏疗,通过药液的热熏作用来疏通经络,调和气血,解毒化瘀,扶正祛邪,平衡阴阳,促进机体功能的恢复,从而达到防病、治病、保健的目的。皮肤具有分泌、吸收、渗透、排泄、感觉等多种功能,身体局部熏蒸,相当于给皮肤直接喝药,使药物通过皮肤表层吸收,角质层渗透和真皮层转运进入血液循环而发挥药效,从而促进皮肤毛细血管扩张,加快血液及淋巴液的循环,促进新陈代谢,使周围组织营养得以改善,药气的温热刺激还使毛孔开放,全身出汗,让体内"邪毒"随汗排出体外,既扶元固本,又消除疲劳,给人以舒畅之感;同时又破坏了原有的病理反射联系,达到治愈疾病的目的。

此方中的艾叶具有清热解毒、去毒消肿、凉血清热、除湿止痒、去腐生肌等功用,利用艾叶的热汤对身体局部进行熏蒸,能够泄湿热,对阴道炎、阴痒带下、外阴瘙痒等妇科疾病效果尤为显著。

11. 小小蒲公英，治疗乳腺炎症效果大

乳腺发炎是乳房急性化脓感染的统称，主要是因为细菌经由乳头皲裂处或者乳管口侵入到乳腺组织所造成的。有的女性是因为乳腺管阻塞、乳汁淤积，或者婴儿吸乳时损伤了乳头所致，有的则是病理性的细菌侵入。乳腺炎初起时，伴随有乳房肿胀、疼痛，肿块压痛，表面红肿，发热等症状；如没有得到适当治疗，病情继续发展，则症状会加重，乳房会出现搏动性疼痛，时常伴有高烧、寒战、乳房肿痛明显等症状，同时患者局部皮肤红肿，有硬结、压痛，淋巴结肿大等并发症状。

《本草纲目》曾记载："蒲公英主治妇人乳痛肿，水煮汁饮及封之，立消。"中医认为，蒲公英清热解毒，利尿散结，可以治疗多种急性炎症、瘰疬、疔毒疮肿和感冒发热等病证，对于预防和治疗乳腺炎症有很不错的功用。对于蒲公英治疗乳腺炎症的偏方食疗主要有两种：一是水煮而饮其汁，二是凉拌吃其肉。

【偏方一】蒲公英汁。
【食　材】新鲜蒲公英适量，白糖适量。
【做　法】将新鲜的蒲公英洗干净，去除根部，放进开水中煮30分钟，后隔渣，饮其汁液。

【偏方二】凉拌蒲公英。
【食　材】新鲜蒲公英适量，香油、盐等佐料适量。
【做　法】将蒲公英洗净切碎，放入盐、醋、香油等佐料适量，拌好即可食用；也可以连叶带根，洗净后加调料炒食。

【护士说】王女士今年5月份的时候刚生完孩子，没多久，发现自己的乳房经常感觉肿胀。刚开始，王女士并没有太在意，因为她本身奶水很足，以为乳房

胀痛是由于涨奶引起的，一直没有理会。可是后来，乳房胀痛的感觉越来越严重，严重到喂哺孩子的时候都会因为疼痛而不时要中途停顿。眼见这种情况，他的丈夫邓先生就带王女士去医院做了检查，确诊是乳腺炎症。

在医院，医生推荐了各种治疗方案，但是王女士一直犹豫不决，考虑到孩子很小，只有几个月，无论是用药还是打针，都怕对正在吃母乳的宝宝造成影响，于是便到我爷爷那里看看，小病爷爷一般不收钱，而且食疗居多，对于正在喂哺孩子的王女士来讲，食疗是个很好的方法。爷爷细心问了王女士症状之后，建议尝试吃吃蒲公英。用蒲同英榨汁或者凉拌蒲公英都可以，总之就是生吃蒲公英，就能很好地抑制乳房炎症。

同时，爷爷还劝告王女士要保持良好心态，保持情绪稳定，少吃油炸、高热量、高脂肪食物，少吃辛辣刺激食物，多吃含碘丰富（如紫菜、海带等）的海产品、蔬菜、水果、豆制品、菌类、木耳和粗粮等，很快就能治愈乳腺炎症。

【爷爷说】蒲公英是上天恩赐的美食佳肴，其内在维生素 C 的含量比西红柿还要高 50%以上，蛋白质含量也比茄子高一倍，铁的含量与菠菜相当，是营养含量很高的美食。而且其对金黄色葡萄球菌、溶血性链球菌有较强的杀灭作用，对肺炎双球菌、脑膜炎球菌、白喉杆菌、绿脓杆菌、变形杆菌、痢疾杆菌、伤寒杆菌及卡他球菌亦有一定的杀灭作用。因此，自古以来，不少女性都利用蒲公英天然的灭菌性来制作不同的美食，多食用蒲公英对治疗乳腺炎症很有益处。但须注意，在食用蒲公英的同时，如果患者是新生婴儿的母亲，由于乳汁淤积而引起乳腺炎症的话，则还需配合温补养气的食疗，双管齐下。

12. 产后便秘，多吃香蕉、苹果

很多产妇在生产之后的头几天，都会出现便秘的症状。这不是大病，甚至也说不上是一种"病"，但是却让不少新妈妈很不舒服。因为产后便秘往往会连带引起腹胀、食欲下降等症状。其实，引起产后便秘的原因主要是女性生产之后，胃肠功能减低，蠕动缓慢，肠内容物停留过久，水分被过度吸收等因素。加之在女性怀孕期间，体内的腹壁和骨盆底的肌肉收缩力量不足，产后的饮食又过于讲究高营养，缺乏纤维素，食物残渣减少，因而造成了产后便秘的出现。

针对产后便秘的症状以及孕妇产后的身体调理需要，建议食用以下几款健康食疗。

【偏方一】茼蒿汤。

【食　材】新鲜茼蒿 500 克。

【做　法】将新鲜茼蒿洗干净，切段放入锅中，加入清水煮成汤，即可饮用。每天 1 次，7 天为 1 个疗程。

【偏方二】韭菜粥。

【食　材】韭菜 100 克，粳米 100 克。

【做　法】将韭菜洗净切碎，与粳米一共入锅中，加水煮粥即可。

【偏方三】荸荠粥。

【食　材】荸荠 250 克，糯米 150 克，白糖 50 克。

【做　法】荸荠去皮，切成小块，将荸荠和糯米一同放入锅中，加适量清水，煮成稀粥，再加入适量白糖稍煮即可，连服数剂。

【偏方四】黄豆皮汁。

【食　材】黄豆皮250克,蜂蜜适量。

【做　法】将黄豆皮放进水中,煎煮成汤,再调入蜂蜜适量,分次服饮。

【护士说】在医院巡视病房的时候,我发现一个刚生下双胞胎的母亲很不高兴。按理说一下子生下了两个白白胖胖的儿子,应该是兴高采烈的才对。趁着时间空闲,我便和这位母亲谈起心来。后才发现,原来新妈妈有了难言之隐。

母亲由于之前怀的是双胞胎,子宫和盆腔变大了,现在还处在收缩期,这都是可以预料的,但是她的难言之隐是便秘,从生完孩子至今将近5天,都不能上厕所大便,导致腹胀、腹痛,甚至连坐着都觉得腰间、盆腔疼痛。又在喂哺乳母,不能轻易吃通便利泄的药,于是一直自己憋着,苦不堪言。

我见状,一下班就跑回爷爷家,问爷爷产后便秘到底可以吃什么或者做什么来解决。爷爷先是问了我一通患者的情况。我便将巡房看到的情况和爷爷说了一下。由于患者家境不错,加上生下了双胞胎,为了补足奶水,滋养身体,公公婆婆天天给她做大补的东西,而且盆腔扩张严重,平时除了喂奶之外,换尿布什么的杂活基本上都不用她干,都由月嫂和婆婆代劳,连上厕所都有人扶着。

爷爷明白了,便让我教患者几款食疗——韭菜粥、荸荠粥等。因为韭菜本身滋补,而且能够润肠通便,对奶水营养成分也没有影响,可以适当多吃。同时让我转告患者,不要过分进补太多难以消化的食物,这样容易加重肠道消化系统的负担,平时也可以适当走动,在床上躺着时也可以多做“忍大便”的动作,以收缩盆腔,改善便秘的症状。

【爷爷说】爷爷说,产后便秘是可以预防和调理的,除了上述的食疗方之外,产后的女性也可以在床上多做产后体操,主要是做缩肛运动,简单来讲就是做“忍大便”动作,将肛门向上提,然后放松。早晚各一次,每次10~30回,这样能很好地锻炼骨盆底部肌肉,促使肛门部血液回流。同时要合理搭配饮食,荤素结合,适当吃些新鲜蔬菜、瓜果,少吃辣椒、胡椒、芥末等辛辣食物。另外,麻油和蜂蜜有润肠通便的作用,产后女性可适当食用。最后就是要注意保持每日定时排便的习惯,这样就可以有效缓解和解决产后便秘的困扰了。

13. 产后恶露不绝危害大，温补食疗最佳

产后恶露不绝是指生产之后持续三周以上仍然经血不止、恶露不止的症状。恶露是指生产后子宫内应该要排出来的瘀血浊液，由于恶露不适合长时间瘀积在子宫之内，一般三周左右的时间，子宫的排血就会干净。此外，由于流产或者刮宫、药流等手术，清宫后阴道出血一到三周也属于正常。但是无论是产后还是人流手术之后，三周以上的经血不止，则可视之为"恶露不绝"。

从中医的角度上看，产后女性之所以恶露不绝主要是因为冲任为病，气血运行失常所致，致病主因是气虚、血瘀和血热。第一种情况是，患者体质虚弱或者怀孕期间饮食伤了脾胃，又或者是生产时失血耗气，就会导致气虚，冲任不固而出现恶露不绝的症状。第二种情况是，女性在生产后，血室正开，寒邪内侵子宫与血相结，导致寒凝血瘀，气滞血瘀，余血滞留为瘀，影响冲任，使之瘀血残留不去，新血不得归经而出现恶露不绝。第三种情况是女性体质阴虚，生产时失血伤阴，虚热内炽，或是生产后感受热邪，肝郁化热，导致血热扰于冲任，而造成恶露不止。

中医认为，产后恶露不绝应该分证辨治，下面推荐几款养生食疗，温补滋阴，以助产后女性远离产后恶露不绝。

【偏方一】黄芪粥。

【食　材】黄芪30克，粳米100克。

【做　法】将黄芪洗净后，用水煎煮3次，隔掉黄芪的渣，取其汁，再将粳米放进黄芪汁中，两者共煮粥，待熟后加陈皮末少量，稍煮几分钟，再加入红糖适量调食即可。每日1剂，建议连食5~7天。

【偏方二】益母草汤。

【食　材】益母草60克，红糖适量。

【做　法】以益母草煎汤，煮好后加入适量红糖，切记热服。每日1剂，建

议连服 5~7 天。

【偏方三】 莲草茅根炖肉。

【食　材】 白茅根、旱莲草各 30 克,瘦肉 100 克。

【做　法】 将白茅根和旱莲草用水煎煮,后隔渣取汁,再加适量瘦猪肉,用水 3 碗,煎至 1~2 碗量为止,每日服用 3 次。

【护士说】 还是生下双胞胎的患者,才刚坐完月子,她又回来找我,希望我带她过去看看,我问她怎么啦,她说难以言状,到时候再说。

看她神秘兮兮的样子,脸色很是不佳。一到爷爷家,她便向爷爷诉说自己的病痛,原来是产后恶露不绝。

爷爷听后,便替她把脉,发现她的脉象絮乱,属于生产时失血耗气,导致气虚,冲任不固而出现恶露不绝的症状。估计是生双胞胎的失血严重,产后的调理虽以大补为前提,却不一定正中要害,达不到对症下药的效果,导致现在患者体虚,血不归经,恶露不绝。虽然恶露的量不多,却久久不去,严重影响患者心情,同时也影响到她的生活,造成体质虚弱,体倦乏力,没精打采。

爷爷让她回家多吃益母草汤。患者一听就傻了,不是说益母草是益血的吗?在恶露不绝的情况下,继续使用益血的益母草能行吗?爷爷解释道,益母草是妇科,尤其是调理月经的良药,一般人用益母草是因为在内腑燥盛的情况下,益母草能够疏通滞气,使经血下行;当经血不止,或者血不归经的情况下,使用益母草,能够活血化瘀,补气益血,巩固任冲,达到治愈恶露不绝的困扰。

【爷爷说】 气虚型的患者,其恶露呈现出淡红的颜色,质地稀释无臭味,患者不时会感觉到下腹下坠,神疲倦怠,容易出现头晕目眩的症状,此类患者适宜补益中气,升阳固摄,因此应该使用黄芪粥,以 5~7 天为一个周期,连续食用可以补充中气,滋阴补宫。血瘀型的患者,其临床表现为恶露的量不多,但颜色深红偏紫黑,下腹肿痛,此类患者适宜活血化瘀,应该多食用益母草汤活血化瘀,加快恶露外排。血热型的患者,与血瘀型患者刚好相反,恶露的量会偏多,而且颜色鲜红,甚至达至深红程度,质地浓稠且有恶臭,患者多有面赤口干的症状,此类患者适宜清热解毒,养阴止血,建议多食用莲草茅根炖肉,温补养阴,有止血之效,能防止旧血呆滞以致新血无法返经,形成恶露。

14. 多喝花生猪蹄汤，让奶水充足的好办法

　　母乳是天底下最健康的婴儿主食，但是，随着现代女性的生活节奏和工作强度不断提升之后，不少新生代妈妈容易出现奶水不足的尴尬状况。要想给宝宝最好、最健康的母乳，很多妈妈煞费思量，会到医院打催奶针，但是有的新手妈妈却反映催奶针作用不大。其实，中医自古以来对催奶都有研究。中医认为，由于母乳是新生婴儿的所有营养来源，因此，并不建议奶水不足的妈妈吃催奶药或者打针，建议妈妈们从食疗方下手，既补充了自身营养，充足了奶水，同时也无碍宝宝对母乳营养成分的吸收，以免因为母体的用药，影响宝宝的身体健康。

　　说起产后的催乳食谱，中国自古以来便是说法纷纭，多不枚举，但是有一种催奶汤确实坊间家喻户晓的，那就是——花生猪蹄汤。花生性味甘平，入肺脾经，能益气、养血、和胃，而猪蹄能补血通乳，两者同煮成汤能够治疗产妇产后乳汁缺乏。

　　【偏方名】花生猪蹄汤。
　　【食　材】猪蹄1只，花生仁50克，盐、姜、葱、米酒等调料适量。
　　【做　法】葱切段，姜切片，猪蹄剁块，焯烫撇净血水后备用。将猪蹄块、花生仁、姜片、葱段下锅热炒，然后再放入适量的水，先以中火煮沸，继而转用小火续煮2个小时左右，直到汤略浓稠后，再加盐调味即可。

　　【护士说】宝宝跟母乳的关系是从一出生便开始的。婴儿被抱在妈妈胸前时，就会自然而然地寻找乳头。一般而言，我们衡量母亲奶水是否充足的标准，就是取决于母亲的奶水能否满足宝宝对母乳喂哺的要求。有的妈妈奶水充足，单次喂哺就能将孩子喂饱，所以一天只要喂几次。但是有的妈妈奶水不足，导致宝宝吮吸母乳的时候要使出全身的力气，使妈妈的乳头很疼，久而久之，这些奶水不足的妈妈因为惧怕疼痛，便减少了对宝宝的母乳喂哺，抱着自暴自弃的心态。其实

妈妈的奶水越少，就越应该要增加宝宝吮吸的次数。一来，可以以少吃多餐的形式，确保宝宝能够吃到足够的母乳；二来由于宝宝吮吸的力量较大，正好可借助宝宝的嘴巴来按摩乳晕。爷爷建议，奶水不足的妈妈可以多吃花生猪蹄汤，是一道很简单又可口的食疗汤，因为猪蹄的营养价值很高，能够促进母体增加营养吸收，产生母乳。另外，爷爷建议新手妈妈们，一定不要因为刚开始没有乳汁就不让孩子吮吸奶头，应该让他多多接触乳头，使婴儿渐渐地学会靠自己的力量去吮吮母乳。

【爷爷说】花生猪蹄汤，看似一道很简单很朴素的家居菜式，但其中蕴含的营养却很丰富，对于奶水不足的妈妈来讲，是滋补又不燥热的最佳选择。因为，猪蹄含有很高的蛋白质、脂肪和碳水化合物，可以加速新陈代谢，对于哺乳期妇女能起到催乳和美容的双重作用，另外还具有滑肌肤、通乳脉、去寒热的功效，特别适宜于经常四肢乏力、两腿抽筋、麻木、消化道出血、失血性休克及缺血性脑病患者食之。而另一主料花生，则含有丰富的蛋白质、不饱和脂肪酸和维生素E、烟酸等营养元素，有增强记忆力、抗老化、止血的作用；中医上讲，花生性温平，味甘，入脾胃，通肺经，具有醒脾和胃、润肺化痰、滋养调气、清咽止咳的功效。

15. 猪肚车前叶多食用，解决感染性白带过多

阴道分泌物增加医学上称之为白带过多，白带过多有生理与病理的区分，我们日常生活中经常称谓的"白带过多"，在医学上是指阴道分泌物增加。事实上，由于雌激素的影响，一般的健康妇女均会有生殖道排液，俗称"白带"。一般的白带分泌属于正常现象，不应理解为病变。但是会有白带量多的患者，因为生理性白带增多，或是正常宫颈落液，又或者是正常脱落的阴道上皮细胞增多，而使下体不舒服，有异味，导致生活工作不便。因此，在控诉白带过多之前，首先要分清楚什么程度的白带分泌才算是"过多"。一般情况下，白带的量多与少，和女性的主观感受有很大的关系，基于工作环境和生理条件的不同，有的女性只要白带稍多就会敏感地感觉到不适，但是也有的女性白带量很多，却并无过多不适。

因此，医学上对"白带过多"并非从白带的量上分辨，而是从生理性和病理性两个方面去阐述。分辨两种不同的白带分泌，首先要从白带的颜色、质、量、臭味及症状等元素作初步分析。生理性的白带分泌，是由阴道黏膜渗出物、宫颈腺体及子官内膜腺体分泌物混合而成，内含阴道上皮脱落细胞、白细胞和一些非致病性细菌。正常情况下，这种阴道排液的质与量是伴随月经周期出现的。月经干净后，阴道排液就会减少，白带颜色是乳白色或无色透明，气味略带腥味或无味。而病理性的白带，质地浓稠，颜色偏黄或黄绿色，有异味，明显脓性，拉丝感差，伴随内外阴瘙痒。

【偏方一】三鲜鸡煲。

【食　材】乌鸡1只，马齿苋、甜菜各100克。

【做　法】炒锅置旺火上，下油烧九成热，下葱花、姜爆香，放入鸡块炒香，下酱油、料酒上色，撒入精盐和汤，用旺火烧沸后倒入煲中，加盖用小火煨至鸡块酥透后转旺火。接着再下甜菜、马齿苋等。待几个食材熟透即可。

【偏方二】扁豆山药粥。

【食　材】白扁豆 50 克,淮山药 100 克,糯米 100 克,冰糖适量。

【做　法】锅内加水煮沸后,下扁豆和淮山药,下糯米,三者煮成稠状,再放入冰糖和匀即可食用。

【护士说】有一个叫芳芳的女孩子,和我聊天,诉说自己哀怨的爱情故事。我很奇怪,亭亭玉立的美人胚子,怎么每次爱情都如此受伤呢?

后来她悄悄跟我说,交过两个男孩子,都是在行过房事之后离他而去的负心汉,我好奇了,便继续追问。她说第一个男孩子跟他性交往之后,说她不洁净,弄得男生阴茎瘙痒,男生担心芳芳是个干不净的坏女孩,便渐渐疏远了。芳芳于是找闺蜜聊天诉说情况,原因可能是白带过多或者伴有少量异味,导致男生抗拒。但是闺蜜却说自己的白带比芳芳要多,有时候坐着低头都能够闻到自己阴处的异味,闺蜜说白带分泌是女生的正常现状,不懂的男人随他不懂去。

后来,芳芳也是听了闺蜜的话,就没管白带的事情,直到和第二个男朋友交往之后男生还是抗拒,原因是他觉得芳芳可能有滴虫性感染的白带过多,有异味,认为芳芳是个连个人卫生都不讲究的女孩,于是又分了。

听到芳芳这么一说,我告诉她其实白带是否过多是因人而异的,如果一旦出现了异味或者瘙痒就要及时治疗。后来,我把爷爷给过我的偏方告诉了她,让她多煮扁豆山药粥或者三鲜鸡煲来吃。

一个月之后,芳芳在网上告诉我,她的白带过多改善了,并且生活愉快,和男朋友的交往很正常,再也没有白带过多引起的尴尬了。

【爷爷说】针对白带过多,有很多中医食疗可以在改善白带分泌的同时,达到女性保健养生的效果。偏方一中马齿苋味酸,性寒,清热利湿,止痢消炎,解毒疗疮,具有“天然抗生素”之美誉。甜菜味甘,微苦,性寒滑有清热解毒、行瘀止血、开胃止痛等作用。偏方二中,白扁豆味甘,性微温,有健脾化湿,利尿消肿,清肝明目等功效。淮山药味甘,性平,归脾、肾、肺三经,有益气养阴、补脾肺肾的作用。两个偏方对治疗白带过多、五更泄泻、消渴等症效果显著。

16. 两道家居粥药，轻松治愈女性阴吹症

阴吹症，一般来讲，多数病发在产后体虚的妇女身上，因为产后的妇女在分娩的过程中，胎儿通过产道时，会使阴道明显扩张而松弛，阴道前后壁不能密贴而形成空腔，加上阴裂伤使阴道外口开张，不能遮盖阴道，便使空气进入了阴道之内。正常情况下，这种情况会在产后妇女产褥期得以恢复，但是会有少部分产妇，尤其是产程时间过长，胎儿较大或产妇骨盆偏窄使胎儿娩出困难，阴道手术产如钳产或吸引产的妇女，这种情况不能完全复原，当阴道形成负压（如仰卧、吸气等）时，空气即进入阴道最深处（穹窿部）；当起身或增加腹压时，空气即从阴道排出，并常有响声，便形成了我们所讲的"阴吹症"。

中医认为，阴吹症的患者属气血大虚，中气下陷，应当服用大补气血，提升中气的药物，并且适当运动，增强体质，促进产后恢复，同时，要着重进行盆底、肛门和阴道肌肉收缩的锻炼，才能内外兼职，内调外养地促进产道的复原。

【偏方一】大枣黄芪粥。

【食　材】黄芪30克，党参20克，升麻10克，大枣10枚，小米100克。

【做　法】先将黄芪、党参、升麻三味药用水煎煮，取其汁，再加入大枣和小米共煮成粥，配以白糖适量即可食用。

【偏方二】五仁甜粥。

【食　材】桃仁、杏仁、郁李仁、柏仁各10克，核桃仁30克，香蕉2只，粳米100克。

【做　法】将五仁和香蕉捣碎，加入粳米和清水共煮成粥，放入适量蜂蜜搅匀即可。

【偏方三】萝卜橘皮粥。

【食　材】萝卜子30克，瓜蒌仁15克，鲜橘皮1个，大米100克。

【做　法】将萝卜子和瓜蒌仁捣碎，鲜橘皮切成细末，加入适量大米、清水煮粥即可食用。

【护士说】有一天，到爷爷家玩，见到一个男人涨红了脸很不好意思地和爷爷讨论事情，我想参与讨论，结果男人立马停止了讨论。

后来我隐约听到，原来男人在房事过程中，发现女伴的阴道有气体排出，声音好像在放屁一样，而且女伴根本无法控制，严重时声音连续不断，直到男人行完房了，女生的阴道声音还会断断续续地持续一段时间。

男人找爷爷询问情况，因为男人一般认为，女生阴道的问题就是妇科病，有妇科病就是有不洁净的病毒，男生很担心其女伴会不会有什么严重的女性传染疾病。

爷爷笑了笑，安慰男人，说这种情况确实可能让男人尴尬，这是女性患上了"阴吹症"。一般多发于身体虚弱、精神抑郁的女性身上。中医认为，引起阴吹的主因是脾胃功能失常，造成清气不升，浊阴不降，气机逆乱，胃气下泄。像男人这样，认为女伴阴吹是妇科病，是有失公允的。

后来，爷爷告诉男人，应该及早带女伴去接受适当的治疗，不要认为这是什么丢人的事情，其实这和感冒发烧一样，只是身体内部脏腑出现了问题，稍加治疗就可以了。爷爷还给了男人一条方子，说女伴体寒的话，可以多吃五仁甜粥，只要将桃仁、杏仁、郁李仁、柏仁、核桃仁和香蕉捣烂，煮成粥，加入米汤就可以，除了可以改善阴吹之外，还能滋润养颜。同时，男人也要端正思想，不要让女生因为这种常见的疾病而承受不必要的心理负担。

【爷爷说】在中医上讲，阴吹的病理主要有三：一是气虚，二是肠燥，三是肝郁。气虚型的患者，阴吹症状会时断时续，时轻时重，神疲倦怠，容易气短乏力，面色无华，应该多吃大枣黄芪粥，以弥补脾胃虚弱，中气不足，别走旁窍而致阴吹的情况。肠燥型的患者，阴吹较剧，会连续不断，伴随有大便秘结，口渴烦热、腹胀腹痛的症状，是热结胃肠，腑气不通，胃气下泄，逼走前阴而导致阴吹的，可以用五仁粥调治。肝郁型的患者，阴吹响声较剧，伴随有两肋胀痛，心烦易怒的情况，属于情志郁结，气机不畅导致阴吹的情况，适合用萝卜橘皮粥来调理。

17. 三方食疗，提升乳腺癌抵抗力

乳腺癌是现代女性的多发疾病，给女性健康带来了很大威胁，而且有相当一部分的乳腺癌发病与患者的日常饮食有关。因此，科学合理的饮食，不仅有助于预防癌症，对于乳腺癌还有一定的辅助治疗作用。

【偏方一】花椒鸡肉汤。

【食 材】花椒 50 克，鸡肉 300 克，当归适量。

【做 法】提前一天将 50 克左右的花椒进行浸泡，浸泡完后，用清水将花椒煮半个小时，再加入切片的鸡肉和适量的当归，将鸡肉炖熟后即可饮用。

【偏方二】干贝豆腐汤。

【食 材】干贝 50 克，银耳 10 克，豆腐 300 克。

【做 法】先将干贝蒸熟，银耳用水泡开，豆腐搅成泥状，再和鸡茸一同放碗中，加入蛋清、菱粉、盐等拌匀，把青菜汁倒入茸中拌匀。再将材料放入笼中蒸熟倒入鸡汤，每天早晚各食用 1 次。

【偏方三】猪肠汤。

【食 材】猪肠 500 克，山药、茯苓各 50 克，莲子、薏苡仁 30 克。

【做 法】将猪肠洗去油脂，用沸水烫洗后放入锅内，加入山药、茯苓大火煮 20 分钟，之后加入浸泡过的莲子和薏苡仁，再用小火煮至猪肠烂熟，加少许盐，即可食用。

【护士说】程小姐现年 35 岁，她急着找爷爷，说自己的姐姐去年无意中发现左乳有一花生米大小的包块，但由于当时一直没有任何不适的感觉，因此姐姐没有引起重视。直到今年，乳房的包块逐渐增大，已经到了一摸乳房就能摸到的地步了，姐姐才不得不到医院进行了检查，结果确诊患上了乳腺癌。

　　程小姐担心乳腺癌有遗传，也到了不少医院进行了 B 超检查，均显示还没有乳腺癌的症状，但她是看到了姐姐的前车之鉴，很担心，想及早防治，于是来找爷爷，希望得到预防乳腺癌的偏方。

　　爷爷首先劝程小姐不用过分担心，解释说，乳腺癌的主要病发是和患者的日常饮食和作息有关的，只要饮食均衡，生活习惯健康，本身就是一种预防乳腺癌的重要措施。另外，如果想要加强预防力度，程小姐可以多喝花椒鸡肉汤、干贝豆腐汤和猪肠汤等，因为这三味食疗都有益气扶正、祛瘀补血的功效，可以很好地预防女性乳腺癌的发生。

　　【爷爷说】 良好的营养状况有益于乳房的发育和形态维护，女性多吃低脂乳制品，可以降低更年期之前患乳腺癌的几率。上述偏方中的猪肠汤，可以促进食欲、止泻健脾，对女性营养摄入有益。干贝豆腐汤适用于内热阴虚的乳腺癌患者，具有滋阴的功用，可以增强饮食营养。而滋阴花椒汤，对于气亏血虚以及伴有发热症状的中晚期乳腺癌患者非常有帮助，具有益气扶正、养血滋阴的功效。长期食用以上三种食疗汤，不但对于已经患上乳腺癌的女性有效，而且对于帮助健康女性预防乳腺癌也大有功用。

18. 五款食疗汤，帮助解决女性不孕不育

正常情况下，当夫妻双方同居一处并有正常性生活一年以上，在没有采用任何避孕措施的前提下，仍然没有怀孕，称不孕不育症。造成女性不孕不育的原因有很多，可能是因为流产造成妇科炎症、子宫内膜损伤等疾病而导致不孕不育；还有可能是因为现代女性生活工作压力偏大、熬夜、生活饮食不规律，引起内分泌失调，导致不孕不育。另外，高龄生育和普遍存在的女性肥胖也是导致女性不孕不育的元凶之一。

中医认为，女子不孕主要是由于肾虚，或者是体质亏虚，禀赋不足。还有就是房事不慎劳伤，损伤了肾精所致。女性以脾为后天之本，精血生化之源，脾虚则生化无源可导致不孕。同时，女性多以肝为先天之本，肝藏血，主疏泄，肝郁气滞，疏泄失常，也会使得女性不孕。因此，从中医的角度看，治疗不孕不育应当安五脏，通气血，调经后方可成功种子，成功孕育。

【偏方一】虫草全鸡。

【食　材】冬虫夏草10克，老母鸡1只，姜、葱、胡椒粉、食盐、黄酒适量。

【做　法】将虫草与葱、姜同塞进鸡腹中，放入罐内，再注入清汤，加盐、胡椒粉、黄酒，上笼蒸1.5小时，出笼后去掉姜、葱，加入盐调味即可。

【功　效】补肾助阳，调补冲任。适合肾阳虚的不孕不育患者。

【偏方二】枸杞肉丁。

【食　材】猪肉250克，枸杞15克，番茄酱50克。

【做　法】肉切成小丁，用刀背拍松，加酒、盐、湿淀粉拌和，腌制15分钟后，拌上淀粉或炸粉，用六七成热的油略炸后捞出。枸杞磨成浆调入番茄酱、糖、白醋，成酸甜卤汁后投入肉丁拌匀即可。

【功　效】补益肾精，滋养阴血。适合肾阴虚的不孕不育患者。

【偏方三】薏米扁豆粥。

【食　材】薏米 30 克，炒扁豆 15 克，山楂 15 克，淮山药 50 克。

【做　法】薏米、扁豆、山楂洗净后放入砂锅中加水同煮成粥，淮山药蒸熟与粥同时食用。

【功　效】健脾燥湿，化痰调经。适合痰湿内阻导致的不孕不育患者。

【偏方四】枸杞熟地猪肉汤。

【食　材】猪肉 250 克，枸杞 15 克，熟地 15 克，女贞子 15 克。

【做　法】肉与药材同时加入适量清水炖汤，再放入食盐即可食用。

【功　效】补益肾精，滋养阴血。适合肾阴虚的不孕不育患者。

【偏方五】米酒炒海虾。

【做　法】海虾洗净去壳，放入米酒浸泡 10 分钟。香油入热锅中烧沸后加葱花爆炒，再加入虾、盐、姜末翻炒至熟即可。

【功　效】温补肾阳，活血调冲。适合肾阳虚的不孕不育患者。

【护士说】不孕不育是很多夫妇最为担心和忧虑的事情，因为男女结合的目标之一就是繁衍后代，进行生殖。对于不孕不育，可以说是很多夫妇都闻声色变的。

年前和一个朋友赴一个饭局时候，就结识到这么一个。由于是朋友聚会，有几个女性把自己几岁大的小孩都带过来玩了，饭桌上大家看着可爱的小孩子都特别高兴。结果饭局尾声的时候，一个老同学却撕心裂肺地哭了起来，一开始我们以为她是家庭不顺或者工作不如意，喝多了发泄发泄，后来得知她患有不孕不育，导致夫妻生活也不如意，很压抑。

我见状，赶紧留下了她的电话号码，第二天给她打电话，把她带到了爷爷这里。爷爷曾经有多次治愈不育妇女的先例。按照爷爷的说法，世界上没有不孕不育的妇女，只有怀孕几率比较低的妇女，因此，即便是难以怀孕，妇女们还是不要灰心，用心调理，精心准备就能有机会诞下宝宝。

爷爷给她开了一周的膳食方子，做法很简单，只是剂量加重了，每天晚上要喝枸杞熟地猪肉汤，配以薏米扁豆粥作为主食，至于佐餐，就可以用米酒炒海虾、枸杞肉丁和虫草鸡来交替变换。

半年之后，那位同学请我们大家一起吃饭，并和她丈夫一起来的，宣布他已经怀孕三个月了，而且胎气很稳，夫妻感情也因为新生命的到来而好了很多。

【爷爷说】爷爷认为，不孕不育的女性，除了平日的食疗调理之外，心理和生活的调理也非常重要。首先，不孕的女性在心理上要豁达一些，不能过分焦虑和忧虑，要保持愉快的心情。其次，应尽量避免吸烟饮酒，增加营养，加强锻炼，多吃肝、脑等动物内脏以利于性激素的合成，同时多吃新鲜蔬菜、水果等。最后，平时也要注意节欲，避免房事过频，节制性生活有利于孕育种子，对预防不孕是极为重要的。适宜在女方排卵期同房，以增加受孕机会。

19. 固肾保胎法治疗习惯性流产

习惯性流产是指妇女连续 2 次或 2 次以上的自然流产。习惯性流产多数出现在女性妊娠 4~10 周期间，特点是每次流产多数发生在同一个妊娠月份。造成习惯性流产的常见原因主要有胚胎染色体异常、免疫异常、甲状腺功能下降、子宫畸形或发育不良、宫内粘连、宫颈内口松弛等因素。习惯性流产的临床症状以妊娠妇女阴道流血、少腹坠痛及腰部酸痛为主，是妇科之中较为常见却又很难根治的一种疾病。

在中医学上，习惯性流产被称为"滑胎"或"数坠胎"。中医认为，女性素体虚弱，肾气不足，阴虚内热容易引起习惯性流产。此外怀孕后起居不慎、房事不节、情志不调或跌仆损伤都可能使冲任二脉受损，胎元失养，以致习惯性流产。

【偏方一】补肾调冲汤。

【药　材】党参、枸杞子各 15 克，熟地、鹿角霜、菟丝子、巴戟天各 20 克，续断、杜仲各 10 克。

【做　法】水煎，受孕后即服。服至前几次流产的月份，然后逐渐递减饮用量。

【偏方二】补肾固胎汤。

【药　材】菟丝子、覆盆子、杜仲、川断、桑寄生、熟地、白芍、党参各 15 克，阿胶（烊化）、陈皮各 12 克，甘草 6 克。

【做　法】每日 1 剂，水煎，分 2 次服。

【偏方三】鹿巴仙汤。

【食　材】鹿角片、巴戟天、仙灵脾、山萸肉、杜仲各 10 克，党参、熟地各 12 克，炙黄芪、山药各 15 克。

【做　法】流产后未见成孕或孕后未见阴道流血者均服此方。每月服 15 剂左右，服至前几次流产的月份，然后逐渐递减饮用量。

【护士说】有一天，在妇科门诊前，听到了一阵子吵闹声，是一个初期怀孕的妇女，要求住院，但是医生却说她并无大碍，根本不需要住院，影响有需要的病人的床位分配。但是妇女还是不甘心，一直在纠缠，说坚持要住院，一定要住院，我见状觉得奇怪，便问起身边的人。她们说，该妇女原来是习惯性流产患者，已经流产过两次，加上年纪大了，这次无论如何想要保住胎儿。医生到最后还是劝服了妇女，给她开了常规的安胎药，让她正常休息，合理饮食，情绪稳定，没给她安排床位。

在下班的时候，我遇见刚才看似无理取闹的孕妇，她还是忧心忡忡的，于是便跟她聊了几句，建议她到爷爷那里拿一点保胎养生的方子，避免她长期处在流产的忧虑之中。

爷爷跟孕妇聊了几句，确定孕妇是肾虚引致习惯性流产的类别。爷爷告诉他可以多吃补肾调冲汤，同时，因为孕妇有流产的先例，加之心志郁结，很容易导致在相同的月份继续流产，因此，爷爷再三叮嘱孕妇要保持情绪稳定，不要大动肝火，配合补肾食疗，必可保胎儿平安诞生。

【爷爷说】除了药疗保胎之外，患有习惯性流产的妊娠妇女，也应该对起居饮食和生活习惯多加注意，才能达到保胎固元的目标。很多孕妇认为多睡有益，因此过于贪睡，但对于自然性流产次数多的妇女而言，逸则气滞，导致难产，劳则气衰，导致伤胎流产。因此，孕妇一定要养成良好的生活习惯，作息要有规律，最好每日保证睡够8小时，并适当活动。要注意多选食富含各种维生素及微量元素又易于消化的食物，如各种蔬菜、水果、豆类、蛋类、肉类等。胃肠虚寒的孕妇，不要吃性味寒凉的食物，如绿豆、白木耳、莲子等；体质阴虚火旺的，则要少吃雄鸡、牛肉、狗肉、鲤鱼等易使人上火的食物。更重要的是节欲，慎房事。对有自然流产史的孕妇来说，妊娠3个月以内，7个月以后应避免房事，这样，才能更好保胎，防止习惯性流产。

第 三 章

身体是征服世界的本钱，健康男儿的男科小偏方

1. 阳痿别灰心，腹部按摩很有效

阳痿是一种男性阴茎勃起功能障碍，是男性在即将性交时，阴茎的勃起硬度不足以插入阴道，或阴茎勃起硬度维持时间不足以完成正常的性生活。阳痿是男性的大病，随着社会不断发展，男性压力不断增大，阳痿的发病率已经占成年男性疾病的50%左右，就是说，10个男人当中，有5个男人会有不同程度上的阳痿症状，且多伴有性欲减退、性高潮和射精功能障碍、阴茎疲软功能障碍等，其影响不容忽视。

中医认为，造成男性阳痿的主要原因是肝郁肾虚，湿热血瘀，中青年时期男性阳痿大多是痰热血瘀肝郁所致，肾虚是第二原因；而老年时期则以肾虚血瘀为主，肝郁痰热居第二。如果男性肾阳不足，则易生内寒，寒凝经脉，导致气血运行不畅，容易造成勃起障碍。如果男性肾阴亏损，津液不足，则会导致血行迟缓，瘀阻经脉，同样引致勃起障碍。同样的，如果男性肾精不足，则血液生成障碍，精亏血少，脉络空虚，血行不利，久而成瘀，也可引发阳痿。由此可见，肾是男性的根本，肾虚血瘀是男科疾病常见的致命元凶，肾虚为本，血瘀为标。因此，男性补肾活血有助于肾中精气的化生，重塑雄风。

当然，治疗男性阳痿的方法很复杂，药方也很多，这里给大家介绍一款按摩手法。

【偏方名】提雄按摩法。

【手　法】第一步，用双手拇指、食指、中指指腹向阴茎根部方向自外而内对称按摩两侧腹股沟，左右各50次。第二步，用双手拇指、食指、中指对称捻动阴茎根部，以捻动阴囊精索，左右各50次。第三步，以双手的食指、中指托住同侧睾丸的下面，再用拇指按压其上，如数念珠一般轻轻揉搓两侧睾丸，左右各200次。第四步，牵拉阴茎及睾丸，用右手或左手把阴茎及阴囊一同握于掌心，轻轻向下牵拉200次，拉力以阴茎及睾丸有微酸胀或小腹两侧有轻度牵拉感为准。

【护士说】办公室中有一位男同事，新婚之后精神总是萎靡不振，大家都纷纷取笑他房事过劳，他总是支吾以对，不置可否。当大家都取笑他的时候，我发现男同事的表情隐约有点尴尬和无奈。作为女生，我自然不好意思问什么。没想到当天晚上，男同事居然主动找我了，问起我爷爷来。

男同事说自己身体有点不舒服，希望找爷爷看看，我自然不推托，马上将他领到爷爷家，差不多到家门的时候，男同事又却步了，好像是一些难以启齿的疾病，我边安慰他边说，我不会说的，就让他找爷爷看吧。

于是男同事便和爷爷说明了一切，他说自己面对新婚的妻子，竟然不举。我一听，脸都涨红了，可是爷爷就他的病证继续提问。爷爷说，按照正常的情况，新婚燕尔，少有阳痿之证，是不是平时有不规律的性生活。男同事一直憨厚，自然是赶紧澄清，说自己的老婆是第一个女朋友，平时生活很检点。于是爷爷又问，是不是手淫过多？男同事不好意思地低下头。

爷爷安慰男同事，其实阳痿可治可调，便教了男同事一套提雄按摩手法。

过了两周，男同事气色红润地找我道谢，说爷爷的提雄按摩法非常有效，现在夫妻生活很正常，很健康。

【爷爷说】中医学上有一个基本认知，那就是"男精女血"，说的是，精气是男人的根本，而血气是女人的本元。基于"精血同源"的观念，精与血都是人体津液的基本物质，精与血之间可相互转化。中医认为，男性补血会有助于促进精的生成，而填精的本身也有养血的作用。因此，除了日常的提雄按摩法之外，爷爷还建议有阳痿病证的男性多服用四物汤。四物汤，由当归、川芎、白芍、熟地黄四味中药组成，是以补血调血为主要功用的方剂。其中，熟地黄以补血为主，具有补肾填精的作用；当归补血活血，补阴中之阳，单味药具有壮阳的功用，可以旺精调血，改善男性勃起障碍。

2. 喝鸡蛋三味汤，远离肾虚遗精

男性遗精是一种正常的生理现象，是指在没有性交的情况下，男性阴茎精液自行泄出。遗精有病理性和生理性两种情况，病理性的遗精一般是由包皮过长、尿道炎、前列腺疾患等引起。而生理性的遗精，是指未婚男性或者久无房事的男性在睡觉前或者醒后，产生性冲动而引起的滑精。遗精多数发生在未婚中青年男性身上，一般到了男性中年阶段，遗精现象就少有发生了。

中医将这种精液自遗现象称为"失精"或"梦遗"，无梦而遗。如果男性在清醒时精液自行滑出，则称之为"滑精"。从中医的角度上讲，遗精多数是因为肾虚精关不固，或心肾不交，湿热下注所致。

【偏方名】龙眼肉鸡蛋汤。

【食　材】龙眼肉 30 克，莲子肉 10 克，鸡蛋 2 个，生姜 2 片，南枣 4 枚，盐少许。

【做　法】先将鸡蛋蒸熟，去壳备用。瓦煲放入清水，用猛火煲至水滚，放入全部材料，改用中火煲 2 小时，加盐少许调味，即可饮汤吃莲子和鸡蛋。

【护士说】有一天一大早，邻居家传来了断断续续的吵闹声，我和爷爷都被吵醒了，出于好奇心，便和爷爷走过去看看。一看竟是母亲抓着儿子在打骂。儿子大概 14 岁，是个初中生。

爷爷开口劝架，说大清早的就别抓着儿子骂了。结果妈妈却忍不住低声跟爷爷道出了原委。爷爷一听，便扑哧地笑了出来。

原来是邻居家的儿子遗精了，早上床单被妈妈发现了不明液体，妈妈便抓着儿子来责骂，说他思想不端正。爷爷自然不全部认同妈妈的话，还跟邻居说，儿子到了青春期，梦遗是很正常的生理现象，不是什么思想龌龊，希望当母亲的能够理解。

自然，对于邻居的儿子，小小的年纪开始梦遗，次数过多或者持续时间过长始终有碍身体发育。于是爷爷便让邻居多煮龙眼肉鸡蛋汤给孩子喝，说多喝这个汤能够改善孩子梦遗的症状。

　　之后过了一段时间，邻居遇见了爷爷就跟爷爷道谢，说儿子最近的梦遗少了，精神气色也好了不少，以后还会多煮这个汤给儿子喝。

　　【爷爷说】本汤具有宁心安神，养血润肤，滋养阴血的功效，经常食用对男子梦遗、早泄等大有好处。同时，大家需要注意的是，健康男性在没有正常性生活的前提下，两周左右遗精一到两次属于正常现象。真正的病理性遗精是指一周数次或一夜数次遗精，清醒状态下因性意念发生遗精，或有正常性生活的情况下仍然经常遗精的状态。偶尔遗精对生育没有什么影响，若频繁遗精并伴有阳痿或早泄者，常因精液质量下降或性功能障碍而造成不育。因此，有病理性遗精症状的男性，除了多喝食疗汤加以调理之外，应该树立健康的生殖观念，平时生活中要多注意精神调养，排除杂念，适当安排运动锻炼，注意生活起居，节制性欲，戒除手淫，最好少吃辛辣刺激的食物，少抽烟、喝酒。

3. 早泄你别慌，服用金锁固精老鸭汤

早泄是一种较常见的男性性功能障碍疾病，是指男性在同房的时候，阴茎尚未接触或刚接触女性阴道，在很短时间内便发生射精，随后阴茎就出现疲软状态，以致男女双方不能维持正常性生活的一种病证。导致早泄的原因多而复杂，不同的男性会有不同的原因。有的男性是因为精神上受大脑病理性兴奋或脊髓中枢兴奋增强影响；有的则是生殖器官性疾病引起。同时，患者平日工作压力过大，精神过度紧张，或者房事过于频繁，手淫过度也会导致早泄。

中医认为，早泄主要由男性虚损（肾、心、脾虚）和肝胆湿热所引起。忧郁恼怒可致肝火妄动，容易下扰储精而致失精早泄；过食肥甘，嗜酒，酿生湿热，或外感湿热之病邪，流注下焦，内扰精室，导致肾脏失去封藏的功能也可致早泄。又或者是肝经湿热下注，致肝脏疏泄异常，导致早泄等。从中医的角度上讲，引发早泄的原因也是复杂多样的，但其治疗的根本是补肾养肝。

【偏方名】金锁固精老鸭汤。

【食　材】老鸭 1 只，蒺藜子 10 克，莲须 100 克，龙骨 10 克，牡蛎 10 克，莲子 100 克，芡实 50 克。

【做　法】先将蒺藜子、莲须、龙骨、牡蛎几味中药放入汤袋中，装妥扎紧。然后将老鸭放入沸水中氽烫、捞起再冲净，连同莲子和芡实也冲净沥干。将上述食材准备好后一道盛入煮锅，加 7 碗水以大火煮开，再转小火续炖 40 分钟，最后加一小匙盐调味即可。

【护士说】有一位李先生前来找爷爷，开门见山就跟爷爷讨教治疗早泄的秘方。爷爷看了看李先生的气息。李先生 32 岁，算是青壮年，按理说不会早泄。于是爷爷给李先生把脉，发现他的肾不虚，只是肝经湿热，便开口问李先生日常生活习惯。

李先生是个设计师，都说晚上才有灵感工作，于是长期熬夜，加上很多时候客户要求朝令夕改，久而久之便形成了晚上熬夜工作、白天睡觉的生物钟。加之很多时候面对客户会有压力，作品改了又改，时间也赶，思维又不一定立马跟得上，婚后开销又大，生活收入不稳定，使之产生了很大的精神和心理压力。李先生说，他不确定自己是不是早泄，可是才 5 分钟不到就射精了，如果不是早泄也是有问题，于是就来找爷爷帮助。

爷爷说，按照李先生这种青壮年，肾壮而肝热，应该不会有早泄的烦恼，但是李先生那样长期熬夜加之精神状况不佳，便容易导致早泄现象的出现。

于是，爷爷介绍金锁固精汤给李先生，让他每周坚持喝上 3 次，另外可冲泡金银花来代茶饮用，以清肝热。最重要的睡眠要正常，不要经常熬夜，这样就可使早泄的症状得以解决。

【爷爷说】金锁固精汤，顾名思义是用以滋肾固精，守护精气神，治疗阳痿、早泄、滑精不禁之证，是中国传统饮食中的一道壮阳名菜，加入了温补滋养的老鸭，更加强化了其补肾固精的功效。金锁固精老鸭汤中的龙骨与牡蛎有良好的收涩效果，对体虚滑脱之证功效很好，相辅相成，可治疗遗精、崩漏、带下等性功能失调，同时还能安心定神，提升睡眠品质。而蒺藜子、芡实、莲须、莲子也都具有收涩固精、补强壮阳的功效。爷爷认为，早泄是由于恣情纵欲，房事过度而导致的精气损伤、命门大衰。除了药膳治疗之外，另一重要调理原则就是节制性欲，益肾补精。在日常饮食中，应合理调配有温肾壮阳作用的药膳，以保证肾精的充满。有早泄症状的男性，除了多吃金锁固精汤之外，日常膳食中可以多食用壮阳益精类食品，如韭菜、核桃、蜂蜜、蜂王浆、狗肉、羊肉、羊肾、狗肾、鹿肉、鹿鞭、牛鞭及猪、羊的外肾等，也会裨益不浅。

4. 阳强不倒，原是宗筋受损

阳强不倒，是指阴茎异常勃起，茎体强硬，持久不疲软，一碰触就会产生疼痛，不时还伴有精流不止的病证。现代医学称为"阴茎异常勃起症"。

中医认为，男性阴茎乃是肝脉所络，为宗筋所聚而成；肾主精，而司生殖，阴茎为肾之所系。阳强的原因很多。有的是由于情志不舒，肝郁化火，火灼宗筋，致使筋体拘急；有的则因为湿热闭阻宗筋脉道，脉络郁阻，而致茎体强硬不衰；也有的是因为房事过度，精液久泄，耗损真阴，阴虚阳亢，而致茎体脉络瘀阻而坚硬不倒。从中医的角度来讲，阳强有虚实之分，虚者多有肾虚的症状，实者多有肝病症状。整体上，阳强患者需要滋阴清热，潜阳软坚，清肝泻火，滋阴软坚。

【偏方名】倒阳汤。

【药　材】元参 27 克，肉桂 0.9 克，麦冬 21 克。

【做　法】三药同放水煎煮半小时后服用。

【护士说】记得在医院上班的时候，我遇到过一次非常尴尬的情况。有一天晚上 10 点多，有个男士下体鼓胀地来到急诊室问诊，我们几个女同事一时间都涨红了脸。男人姓张，脸上一脸痛苦，他说晚上上床睡觉的时候，就和老婆行房，可是不知道为什么，阴茎在射精之后还依然坚挺着，本来坚挺着没什么，可是阴茎肿痛，基本上连盖被子都感觉到疼痛，于是便跑急诊室来了。

急诊的同事给他做了紧急处理了。过了几天，张先生来找爷爷。爷爷听到病症后，说张先生患上了阳强证，就是阳强不倒，张先生得此病是由于自身肝火旺盛，肾虚血弱所致，建议张先生多食用元参、肉桂和麦冬煎煮而成的倒阳汤，可以清肝平火，滋阴软坚。

几个月之后，我又见到张先生跑来医院，还以为张先生的阳强之证得不到解决，结果一看才知道是张太太怀孕了，张先生带着太太来做产前检查。张太太还特别过来感谢爷爷，说全赖爷爷的倒阳汤才让二人的夫妻生活重归正道，顺利怀上了小孩。

【爷爷说】上述方药对治疗男性虚火上炎，肺金之气不能下行，阳强不倒有明显的功效。但是，食疗阳强，虽然调理效果明显，但亦需要患者平时注意饮食和生活习惯，以起到一个辅助的作用。治疗阳强最好的方法是纯中药调理，配合作息。当然，不仅仅是阳强，科学饮食和合理作息，对其他男性疾病也都有很好的预防效果。

5. 不射精证不用烦，麝香一贴就能好

不射精证，在现代医学上又叫"射精不能"，指男性在具有正常性欲，阴茎勃起正常，能在阴道内维持勃起及性交一段时间，甚至很长时间的前提下，久无性高潮出现，并且不能射精的病证。

中医认为，不射精证主要是由于湿热瘀血阻滞精道，或肝失疏泄、肾虚精亏、精关开合失调所引起的，又或者是久病或房劳等损伤肝肾，以致肾虚精亏，气虚无力，精关不开而致不射精。不射精证的病机可概括为两个方面：一是湿热瘀血等病邪痹阻精窍，以致精道瘀阻，不能射精；二则是肝肾亏虚，精关开合失调，而致不能射精。

【偏方名】麝香脐心贴。

【药　材】麝香 0.3 克。

【做　法】以麝香塞住肚脐眼，再以胶布敷于脐心，固定住。

【护士说】和爷爷聊天开玩笑地提到早泄的男人该有多烦，结果爷爷说，早泄不算烦，不射精更烦。我一听就傻了眼，男人不都是天然就会射精的吗？不是有说男人连睡觉都有梦遗射精的可能吗？怎么可能不射精？什么样的男人才会不射精？

爷爷笑了笑，跟我说了一个故事。以前他刚开始行医的时候，遇到一个将近40 岁的老夫少妻的男人，男人找爷爷帮忙，就是因为不射精，为此妻子闹着要离婚。

说到性生活不协调而离婚的不在少数，于是他赶紧找爷爷帮忙，说让他喝什么吃什么苦药都无所谓。结果爷爷就给了他一个很简单的方子，就是把麝香塞在肚脐眼。男人一听，觉得爷爷无心帮助，还嚷嚷着要是治不好他，妻子跟他离婚了，就和爷爷没完。

半个月后，男人来了，可是不是来和爷爷"算账"，而是给爷爷道谢，原来麝香肚脐贴治疗不射精证确有奇效，男人贴了几个晚上，就射精正常，使夫妻双方能很好地享受性生活了。

【爷爷说】麝香是雄麝的肚脐和生殖器之间的腺囊的分泌物，干燥后呈颗粒状或块状，有特殊的香气，可以制成香料，也可以入药。性辛温，无毒，味苦，可以入心、脾、肝经，有开窍、辟秽、通络、散瘀之功能。主治中风、痰厥、惊痫、中恶烦闷、心腹暴痛、跌打损伤、痈疽肿毒，是中枢神经兴奋剂，外用能镇痛消肿。《本草纲目》云："盖麝香走窜，能通诸窍之不利，开经络之壅遏"。意思是说，麝香可很快进入肌肉及骨髓，能充分发挥药性。古代人多用麝香来治疗疮毒，只要在药中适量加点麝香，药效就会特别明显。而此方麝香脐心贴，可以通精窍，适用于各种类型不射精。如果能配合麻雀肉汤、桃仁墨鱼汤等食疗使用，效果尤为显著。麻雀肉汤的做法很简单，只要将麻雀洗净置锅内炖煮，同时放入茴香、葱、姜等调料，食肉喝汤，此汤具有益肾壮阳之功，用于命门火衰而致的不射精证。而桃仁墨鱼汤做法也很简单，将墨鱼去骨洗净与桃仁同煮，鱼熟后去汤，只食肉，作为佐餐食用，具有活血通络之功，用于瘀血阻滞而致的不射精证。

同时，如果不射精问题严重的患者，还可以动手浸泡一些海马酒来喝。准备好一对海马，500毫升白米酒。将海马浸入酒中，封固，2周后即可饮用。患者在每晚睡前饮一小盅，会有补肾壮阳之功用，适用于肾阳不足所致的不射精证。

6. 预防性功能下降，学会呼吸很重要

性功能是人类的本能活动，也是人类生育繁衍后代的基础。不论男性还是女性，伴随着性生活的发展以及年纪的增长，性功能都会出现下滑现象，但是男性与女性相比还有不同的地方，因为男性性功能是男女双方进行性活动的保证，一旦男性性功能下降，必然会导致性生活和生殖活动出现问题。男性性功能出现障碍属于一种性疾病，可以采用渐进式延时训练法来延长性生活时间，达到增强性功能的目的。影响男性性功能发挥的因素有很多，病理上讲，有阳痿、早泄等性器官疾病所带来的影响。从生理性上讲，主要是男性年纪及生殖器官发育等问题造成的。

中医认为，性功能下降，除了采取药膳调理之外，提前预防、配合锻炼也是非常重要的。从养生调气的角度来讲，中医建议男性通过呼吸和身体锻炼来预防性功能下降。

【偏方一】养气功。

【做　法】本功分站、坐、卧3种体态姿势。

站姿：两脚略宽于肩，直立，两手掌置于小腹部（男士左手在内，右手置于左手之外，女士相反），眉心舒展，面带微笑，两眼微闭。

坐姿：两脚自然踏地，含胸拔背，眉心舒展，面带微笑，两眼微闭。坐1/2~1/3臀部。两手掌置于小腹部。

卧姿：仰卧时枕头不宜太高，以自然舒适为度，两手置于小腹部，两脚略分开，眉心舒展，面带微笑，闭合两眼。每组20~30分钟，每日1~2组。

意念：意守下丹田。

【要　求】过程中要自然呼吸。

【功　效】培元固本。对久病体虚、失眠、多梦、神经衰弱有较好的帮助。

【偏方二】提肾功。

【做　法】站、坐均可，吸气时做"提肛缩肾"（即"忍大便"的动作），肛指肛门，将肛门和外阴提到肾脏高度；呼气时自然下落。如此反复，36 次为一组。一天应做数组。

【要　求】过程中要求用腹部来呼吸。

【功　效】强肾健肾。对男子性功能障碍、脱肛、肛裂、内外痔、尿失禁、子宫脱垂等疾病有很好的保健治疗作用。

【偏方三】健肾功。

【做　法】由三部分组成，即拍、搓、捂。"拍"时两脚略宽于肩，自然弯腰，空心掌拍打肾区 30~60 次；"搓"时上下、左右搓热肾区各半分钟；"捂"时两掌捂住肾区，缓缓起身，挺直站立，闭眼内视两肾 3 分钟。

【要　求】过程中要自然呼吸。

【功　效】强肾健肾。对慢性肾炎、糖尿病、男子性功能障碍、肾亏引起的耳鸣和耳聋有较好的效果。

【护士说】话说，爷爷开诊以来，看过的疑难杂症不在少数。但是有一回，有个颇有"远见"的男人让爷爷抓不着头脑了。男人年近 50 岁，来找爷爷，说想要有类似"伟哥"功效的中成药，希望保持雄风。爷爷一听，自然是建议他食用壮阳的食品。但是男人不依，说什么不是要壮阳，不是要补肾，而是想保持自己的性功能，不想因为年老而使阴茎失去原本的活力。爷爷一听，算是明白了，原来男人想要预防性功能下降。这个可就不是壮阳那么简单了，因为壮阳是自内而外的一种滋补方式，而性功能下降方面还涉及到阴茎等器官的自然衰老问题。就如同我们人，我们能活得比同年人健康，比别人长寿，但是该老的部位始终会老的。因此，爷爷便给男人做思想工作，阐述了怎样正确看待性功能下降的问题。另外还建议他除了平时多吃补肾汤药之外，可以给阴茎等生殖器官多做运动，以保障其组织活性，提升功能发挥。

【爷爷说】爷爷说，调养气息，加强肾脏功能发挥是男性预防性功能下降的根本，另外，在生活中应配合适当的食疗，以增强功用。应该多吃优质蛋白质，如动物的瘦肉、内脏等本身就含有一些性激素，能够促进性欲以及精子的形成。

要适当摄入脂肪，因为如果男性摄入脂肪的量减少，就会使精子的生成受到限制，性欲下降甚至不育。同时，要注意荤素结合，多吃蔬菜果瓜，补充维生素和微量元素，尤其是维生素 A 和维生素 E，对于促进睾丸的发育以及增加精子的生成和提高精子的活力等方面有着非常显著的作用。

7. 以食助性，三款家居食疗缓解性冷淡

性冷淡是指人的性欲缺乏，对性生活没有兴趣或者严重减退的一种病症。一般来说，如果男性在性功能正常，无性疾病的情况下，每月仅性生活一次或不足一次的，可能患上性冷淡。男女双方都有患上性冷淡的可能，男性性冷淡是家庭中的大问题，不容忽视，更加不能置之不理，否则不但影响夫妻家庭生活，更会对生殖后代造成严重影响。

中医认为，男性性冷淡主要和精神有关，是精神萎靡不振导致脏腑、经络功能失常的表现。

【偏方一】羊肾粥。

【食　材】羊肾100克，粳米200克。

【做　法】将羊肾剖开，剔去白色筋膜和臊腺，清洗干净，放入锅内，加入清水，煮沸成汤。再将粳米倒入羊肾汤内，先用武火煮沸，再用文火煎熬20~30分钟，米化汤稠为度。

【功　效】补肾益气，养精填髓。适合肾虚劳损导致性欲低下的患者多食用。

【偏方二】青虾炖豆腐。

【食　材】青虾30克，豆腐3块。

【做　法】豆腐切成块，加葱、姜、盐，与青虾一同入清水炖煮，煮熟即可食用。

【功　效】温肾壮阳。适合肾阳虚衰型性欲低下的患者食用。

【偏方三】羊鞭汤。

【食　材】羊鞭100克，葱、姜、料酒等调味品各适量。

【做　法】将羊鞭剔除内膜洗净，加调味品和适量水煨汤。

【功　效】益肾助阳。适合肾阳不足型性欲低下的患者食用。

【护士说】爷爷说，男人和女人不一样，人们都以为性冷淡一般出现在女性身上，是抗拒和男人进行性交或者性欲不高的一种表现。其实男人也会出现性冷淡，只是表现没有女人那么强烈而已。他说年轻的时候遇到过一位病人，就是找他治疗性冷淡的。那个病人大概40岁，和妻子结婚已近17年，长期对着妻子，爱情转化为了亲情，他开始对妻子失去了兴趣，加上40岁是男人发奋拼搏的关键年份，工作压力大，精神负担重，久而久之，男人开始变得对和妻子行房无兴趣了。

男人说，以前都是他主动提出行房要求的，伴随着自己的性欲下降，他主动要求的次数少了，有要求也只是几分钟，像交功课一样草草了事便算了。到了后来，男人基本上很被动，都是妻子提出要求，这都算了，最可怕的是，再后来连妻子主动提出要求，男人都会以多一事不如少一事，早点休息为理由推搪妻子的要求。这本来也不至于多么不和谐，但妻子却疑心重重，认为丈夫是因为在外拈花惹草，才对自己没兴趣，闹离婚、闹情绪全都来了，让本来压力就大的丈夫更加雪上加霜。

爷爷见状，赶紧给男人推荐羊鞭汤、青虾炒豆腐等补肾壮阳，刺激性欲的食物给男人，叮嘱他要正确看待工作和家庭之间的关系。

【爷爷说】男性性冷淡事关重大。确诊性冷淡的男性应该从药膳及精神状况等方面加以调理。这里要侧重讲一下假性性冷淡的病症，有时男性会因为患有早泄而引起性冷淡，这不是病理性的性冷淡，只要端正思想，从治疗早泄的方面入手，便可得以解决。有的男性由于早泄，心理压力非常大，每次行房时，往往不是在享受性爱的快感，而是在努力避免出现早泄。由于思想负担特别大，长此以往，性爱并不能给患者带来快感，反而成为患者性生活的负担。这样下去，患者的性欲就会减弱，甚至退化。出现宁愿不性交，也不愿意看到自己出现早泄的心理。因此，如果患者有早泄症状，不要怕，可以着力解决早泄这个根源，当早泄好转后，男性将在性爱中重新获得快感和自信，性冷淡自然会好转。

8. 睾丸炎患者应该多喝淘米水煮白茅根

男性睾丸炎通常是由细菌和病毒引起的。从解剖学的角度来讲，睾丸本身是很少发生细菌性感染的，因为睾丸具有丰富的血液和淋巴液供应，对细菌感染的抵抗力较强，但并不排除男性在性生活或者日常生活、个人卫生上出现问题，而使睾丸感染。

中医对于睾丸炎的治疗注重辨证施治，要求内外合治，具体治法包括清热解毒、泻火排脓、清热利湿消肿，以及活血化瘀、软坚散结等；而外治法多采用外敷、坐浴等方法，对解决男性睾丸炎大有裨益。

【偏方名】淘米水煮白茅根。

【食　材】白茅根100克，淘米水适量。

【做　法】将白茅根洗净后，与适量的淘米水共放进锅中煎煮，至白茅根变软，汁液与淘米水互溶为止，即可食用。

【护士说】有一次，我在回爷爷家的楼梯上遇到一个奇怪的男人，是个送水的搬运工，由于爷爷住的是旧区，没有电梯，上下只能走楼梯，楼梯也窄。送水员提着水走在我前面，我便缓慢地跟在他后面走，结果只见送水员走几步停一停，走几步又停一停，每停一次，都要把水放下，不知道干什么，晃悠一两分钟，又将水重新提起。

后来，我忍不住便在身后拍了拍送水员，他吓了一跳，转过身来，我看到他的手正捂在下体处，当时情景十分的尴尬，送水员也为自己表现的不雅连连向我致歉。

我说没关系，我毕竟是老中医家的孩子，还主动问他是不是哪里不舒服，他刚开始不好意思说。我便解释道，我爷爷是位老中医，也住在这栋楼，要是他有不舒服，可随我到爷爷家一看究竟。

男人听我这么说，就来到了爷爷家，一直站着不敢坐下，爷爷看了看，问他是不是睾丸痛，他说是，爷爷便拉下帘子给他检查。原来男人得了睾丸炎，不算严重，但还是需要好好护理。爷爷说，由于送水员平日里体力活干得多，汗水分泌都憋在内裤里，加上送水什么的，也有可能接触到瓶装水上的灰尘，一不小心，在小便的时候没有先洗手，就会得病。

爷爷给了他一个很便宜却很有效的治疗方法，就是淘米水煮白茅根。几天之后，我又遇见了那个送水员，他连连说爷爷的偏方有效。

【爷爷说】淘米水是居家常用，每家必有的一种好药。研究发现，淘米水里含有蛋白质、淀粉、矿物质等营养成分，可以用来洗脸、润肤，煮后饮用，对保护胃壁黏膜、消除积食和改善消化不良有帮助。中医也有以淘米水炒炙中药，作为调养脾胃的药方。特别是头一两次的淘米水含中有钾，淘米水会呈现 pH 值5.5 左右的弱酸性，加入食盐入药后，具有清火、凉血、解毒的功效。在外治方面，淘米水也颇有功用，淘米水加食盐煮开后，外洗或外擦皮肤，对皮肤有比较温和的清洁作用，而且可以保持皮肤表面正常的酸碱度，抑制病原微生物的生长，防止皮肤瘙痒。而白茅根则是中医中治疗睾丸炎的"圣手"，二者结合能有效抑制睾丸肿大、坚硬、触痛、坠胀等症状。

另外，除了多喝淘米茅根水，适当的食疗汤也能加快睾丸炎的恢复：①添丁汤，用败酱草 30 克，紫花地丁 12 克，栀子 12 克，黄柏 15 克，牛膝 15 克，薏苡仁 6 克，芡实 20 克，云苓 15 克，石菖蒲 12 克，苦参 10 克，丹参 10 克，入水煎服。每日 1 剂，20 天为 1 个疗程。②生精汤，以败酱草 15 克，白茅根 12 克，灯芯草 6 克，瞿麦 12 克，石韦 15 克，土茯苓 10 克，滑石 15 克，益智仁 30 克。水煎分 2 次服，每日 1 剂，20 天为 1 个疗程。此两款汤药都能消炎生精，有利于睾丸炎治疗。

9. 多喝四款养生汤，治疗前列腺增生

前列腺增生是老年男性常见疾病，主要是由于前列腺的逐渐增大对尿道及膀胱出口产生压迫，使男性出现尿频、尿急、夜间尿次增加和排尿费力等症状，并多伴有泌尿系统感染、膀胱结石和血尿等并发症。

中医认为，前列腺增生患者应该多注意饮食清淡，多吃青菜水果，保持大便通畅，最好戒烟少酒，慎食辛辣。

【偏方一】冬瓜参芪汤。

【食　材】党参15克，黄芪20克，冬瓜50克。

【做　法】将党参、黄芪置于砂锅内加水煎15分钟，去渣留汁，后加入冬瓜，煮至冬瓜熟透，再加调料即成，佐餐用。

【功　效】升阳利尿。

【偏方二】桂浆粥。

【食　材】肉桂5克，车前草30克，粳米50克。

【做　法】先煎肉桂、车前草去渣取汁，再加入粳米煮熟后加适量红糖，空腹服。

【功　效】温阳利水。

【偏方三】利尿黄瓜汤。

【食　材】黄瓜1个，瞿麦10克。

【做　法】先煎瞿麦，去渣取汁，再重煮沸后加入黄瓜片、调料，待温食用。

【功　效】通利水道。

【偏方四】杏梨石韦饮。

【食　材】苦杏仁 10 克，石韦 12 克，车前草 15 克，大鸭梨 1 个，冰糖少许。

【做　法】将杏仁去皮捣碎，鸭梨去核切块，与石韦、车前草加水同煮，熟后加冰糖，代茶饮。

【功　效】泻肺火，利水道。

【护士说】一天，我回到家，见爷爷和一位老朋友在家聊天，我便捧着零食过去参与，结果爷爷使眼色把我打发开，原来老朋友这回不是来聊天的，而是来看病的。

等爷爷老朋友走后，我八卦地探问爷爷，这位伯伯到底得了什么病，看他气色红润的，不像有什么病。爷爷也不忌讳，直接跟我说朋友得了前列腺增生。爷爷说伯伯 60 岁，身体健壮，一直很不错，唯有小便不够通畅。前几天他的外甥结婚，他这做舅舅当然高兴，便开怀畅饮。谁知从当天晚上开始直至第二天下午，伯伯都尿意频繁，但是到了洗手间，却一滴尿也解不出来。憋着很辛苦，最后伯伯直接去了医院急诊才解决了小便的问题。他觉得不寻常，也不好耽搁，于是便来找爷爷帮忙。

爷爷说，老年人排尿次数会比年轻时明显增多，尤其以夜尿次数增加为多见，以后随着增生的前列腺对尿道挤压的加剧，造成前列腺增生，使患者感到排尿费力，有时需憋气增加腹压以帮助排尿，而且排尿起始延缓，排尿时间长，尿线变细而无力，射不远。针对不用的体质，可以使用不同的利尿药膳，以解决前列腺增生的问题。

【爷爷说】前列腺增生对男性生活、工作影响很大，如果病情不严重，建议多食用以上四个汤药方。如果食用一段时间后，仍然无改善，则建议患者寻求西医帮助，以手术手段解决前列腺增生问题，此外还可以配合磁疗、水疗等物理疗法，或经输精管内注射药物以及行尿道冲洗、涂药等方式进行治疗。另外，在药膳调理的过程中，患者应该多注意前列腺增生的卫生情况，克服不良的性习惯，适当节制房事，多饮水，多排尿，以利于炎性分泌物的排出，积极参加体育锻炼，增强体质。

10. 水果热饮巧治睾丸肿痛

睾丸是男性最重要的性器官,可以说是男人的根本之所在,睾丸是不会轻易发生疼痛的,一旦睾丸发生疼痛、胀痛等症状,说明睾丸出现了异常。当你发现自己的睾丸疼痛,一般自己判断较为困难,千万不要自以为是乱用药,应该及早找专科医生诊治,以免贻误病情。但很多男性会羞于寻医问诊,于是无意间耽误了睾丸肿痛的应有医治,以致病情加重。

其实,睾丸肿痛是男科疾病中一种很常见的病症,并不是什么见不得人的病。有的时候,男性因为外伤、炎症、肿瘤等因素,也会引起睾丸病。睾丸肿痛的程度是因人而异的,不同的男性会出现胀痛、坠痛、刀割样疼痛等不同程度的疼痛;有隐痛、剧痛之分。当然,除了睾丸本身病变因素外,阴囊内的附睾、精索病变等也会引起睾丸疼痛。

【偏方一】猕猴桃热饮。

【食　材】新鲜猕猴桃50克。

【做　法】将猕猴桃捣烂,加入适量温水,搅拌即可饮用。

【偏方二】木瓜酒。

【食　材】木瓜250克,米酒1000毫升。

【做　法】将木瓜切片后放入米酒或低度白酒中,浸泡两周后启用,每次饮用约15毫升,每日2次,连服2周。

【偏方三】莲子。

【食　材】新鲜莲子(带莲子芯的)20克。

【做　法】取新鲜莲子用水煎,莲子熟透后,喝汤食莲子。每日2次,连服2日。

【偏方四】红枣热饮。

【食　材】红枣100克。

【做　法】将红枣拍烂，去核取肉，倒进开水中浸泡大概10分钟后饮用，可以代茶饮。

【护士说】我读书的时候有一位男同学有睾丸痛的问题，由于害羞而且觉得尴尬，于是一直不去看医生。但是室友们都知道他睾丸不舒服的事情，他自己就是不承认。刚开始的时候，一个人溜到便利药店那里买药自己贴，到了后来病情越来越重，只能去药店买药涂。

结果有一次临近考试，他的舍友都慌了，原来那位男同学睾丸痛得连走路都成问题了，几乎要喊急救车。但是男同学碍于面子，又打死不肯去医院看。无奈之下，我就打了个车，几个人陪他连夜到了我爷爷家。爷爷说同学得的是睾丸肿痛，但是男同学却给自己用消炎药，结果不但没有缓解睾丸疼痛，反而使症状加重，致使他连走路都吃力。

鉴于同学住在大学宿舍，爷爷也知道他没有条件做太复杂的药膳，于是便告诉了他两个方子，一个是红枣热饮，将红枣拍烂，泡水代茶饮用；一个是莲子水，用有莲心的生莲子泡沸水，也是代茶饮用。

过了一段时间，那个男同学活蹦乱跳地来到我面前，说一切都好了，要请我吃饭，一来感谢我，二来想买通我，不让我把他睾丸肿痛的秘密告诉别人。我趁机劝他以后别讳疾忌医，有病要及时治疗。

【爷爷说】除了病理性因素导致的睾丸肿痛外，如今不健康的生活习惯也是导致男性睾丸肿痛的元凶之一。有的男性由于工作或者驾车的需要，长时间坐着，会对睾丸产生很大的伤害，从而引起睾丸疼痛。这是因为，人的坐姿是以坐骨的两个结节作为支撑点，阴囊可以轻松地悬挂于两大腿之间，然而长期保持一样的坐姿，会使原来的支点下沉，整个臀部陷入座位中，座椅的填充物和表面用料就会包围和压迫阴囊，当阴囊受到压迫时，静脉回流不畅，睾丸附近的血管变粗，瘀血严重时可导致精索静脉曲张，患者就会出现睾丸下坠沉重，下腹部钝痛感。因此，无论是健康人还是患者都应该多运动，多走动，避免长时间以同一姿势坐着，导致睾丸胀痛。

11. 男性乳房发育症，草决明开水冲泡代茶饮

男性乳房发育症，在现代医学上称为男性乳房肥大症，指男性乳房在青春期或成年期之后单侧或双侧增大，甚至呈现出女性型乳房的病症。一般认为是男性内分泌失调所致。由于患者睾丸发育不良或睾丸的炎症、损伤、肿瘤等，导致体内雄性激素分泌减少，使肝脏功能异常，从而导致乳腺组织发育异常增生。临床医学研究表明，由于部分男性前列腺肥大会长期服用雌激素及毛地黄、利血平、异烟肼等药物，食用过多或者时间过长，也有可能引起男性乳房增生肥大。

中医认为，男性乳房发育常因肝气郁结，痰瘀凝滞，或因肝肾不足，阴阳亏虚等所致。治疗方法应该是疏肝理气，化痰散结，或活血化瘀。软坚消块，或滋养肝肾，或温补肾阳。

【偏方名】草决明煎液。

【药　材】生草决明 25~50 克。

【做　法】用生草决明开水冲泡代茶饮。或将其压成粉末，每次 25 克。每日 2 次，开水冲服。10 天为 1 疗程。

【功　效】清肝泻热，消肿解毒。专门用以治疗男性乳房发育症。

【护士说】想起来，应该是几年前的事情，那次篮球赛，突然来了一场暴雨，大家一个个都湿漉漉的。男生们在友谊赛下来之后，个个脱掉上衣庆功，惟独一个男同事，衣衫湿透都不愿意脱。大家都取笑他一定是有为人所不知的胎痣什么的，结果一个目光犀利的同事透过衣衫隐约看到那位男同事的胸部有点隆起。对于肥胖的男性而言，胸部位置稍有隆起并不奇怪，但奇怪的是这位男同事很是瘦削，大家都奇怪了，一问才知道，原来男同事患了乳房发育症。以前曾经到医院看过，医生帮他打了雄激素，打的时候还好，但只要一停激素，症状又来了，还变本加厉，加上长期打激素有副作用，他便不想继续这样治标不治本的治疗了。

我劝他不要灰心，便拉着他来找爷爷。爷爷一看，认为男同事的情况不算严重，只要多喝草决明水就好了，做法也很简单，只要用草决明泡水，代茶饮用，坚持半个月定能解决。

果然，一个月之后，男同事坦荡荡地露着上身在赛场上奔驰撒汗，乳房发育症被这个简单的方子轻松治好了。

【爷爷说】草决明，又名决明子，味甘苦咸，性微寒，具有清肝明目、润肠通便的功效。中医学上常常将决明子用于且翳、水肿、便秘等病证的治疗药方中。根据现代药理，决明子含有的决明酊有明显的降压作用，且持续时间较长。其醇提取物对金黄色葡萄球菌、大肠杆菌、白喉杆菌、肺炎球菌等均有不同程度的抑制作用。同时，决明子还有降低血清胆固醇的作用。使用决明子代茶饮，可以消肿解毒，起到抑制体内雌激素的功用，对治疗男性乳房发育症有明显的功效。

还有一个稍微详尽的药方，也是男性乳房发育症的良方，那就是理气化瘀汤。患者可以将柴胡、香附、枳壳、半夏、浙贝、白芥子、川芎、三棱、莪术各10克，丹参、海藻、生甘草、生麦芽各20克，水煎内服，每日1剂，2次分服。同时将山慈菇、黄药子、细辛、生川乌、芒硝、生南星各10克，共研细末，用黄酒调敷患处，每日换药1次，10天为1疗程。这两个药方内服外敷，能够理气化痰逐瘀，兼软坚散结，消肿止痛，主治男性乳房发育症。

12. 三道便方，治疗阴囊湿疹见效快

阴囊湿疹是男性皮肤病中的一种常见疾病，局限于阴囊皮肤，有时延及肛门周围，少数可延至阴茎。虽然该病是一种常见的皮肤病，但它严重影响性欲。因为患者的阴囊表皮会发红，长出密集分布的小丘疹，伴随奇痒。一旦不注意特殊卫生防护，还可能受到细菌感染而化脓，引起局部炎症和肿痛，使男性性欲降低；加之男性一方一旦得病，不仅其身体不适，还可能将疾病传染给女方，因此该病是一种影响很大的疾病。

中医认为，男性阴囊湿疹主要与外在湿热邪毒入侵有关，湿可蕴热，炎为湿热之证，时间久了，湿毒就会伤及脾胃，热则伤阴血。简单来讲，阴囊湿疹主要与男性生殖器附近出汗较多，会阴和阴囊潮湿，未及时洗澡或长时间机械摩擦、搔抓、局部用药不当，以及各种不良刺激等多种因素有关。在夏季的时候，男性阴囊湿疹尤为多发，因为真菌、细菌及病毒等微生物在温暖、潮湿、相对密闭的环境下更加容易滋生。

【偏方一】苦瓜汁。

【食　材】苦瓜 200 克。

【做　法】将鲜苦瓜切片，捣烂或者利用榨汁机榨取苦瓜汁液，拌入适量砂糖，直接饮用。

【功　效】苦瓜内含奎宁，具有清热解毒、祛湿止痒的功效，可用于治疗疖疮、痱子、阴囊湿疹等病证。

【偏方二】番茄汁。

【食　材】番茄 3 个。

【做　法】将番茄切块，捣烂或者利用榨汁机榨取番茄汁液，拌入适量砂糖，直接饮用；又可取适量番茄汁涂至湿疹患处。

【功　效】番茄内含丰富的维生素 A、维生素 B_1、维生素 B_2、维生素 C、烟酸、维生素 E、苹果酸、柠檬酸、番茄碱及钙、磷、铁等物质。具有生津止咳，健胃消食，凉血平肝，清热等功效。番茄中的苹果酸对维生素 C 有保护作用，能有效地补充维生素 C；番茄碱有抑菌消炎、降低血管通透性的作用，所以外用番茄汁治疗湿疹可起到止痒收敛的作用。

【偏方三】韭菜汁。
【食　材】韭菜 500 克。
【做　法】将韭菜切段，捣烂或者利用榨汁机榨取韭菜汁液，取适量韭菜汁涂至湿疹患处。
【功　效】韭菜内含胡萝卜素、维生素 B、维生素 C 及钙、磷、铁、蛋白质、纤维素等，有解毒祛湿的功效，故韭菜汁外搽可治湿疹。

【护士说】爷爷说，来找他看病的，有不少是私密性的小毛病，但都是很常见的那种。有一天，一个很年轻、年龄不超 20 岁的小男生来找爷爷，说自己找不到女朋友。爷爷傻了眼，找不到女朋友和老中医有关系吗？男生继续叙述，自己老是觉得下体痒，有时候能忍住不抓它，可是有的时候实在忍不住，便偷偷隔着裤子抓一抓，不料却被女同学看到了，自此之后，女同学都把他看成是色狼，他很不高兴，想来找爷爷看看，到底是什么原因造成了他这么的"猥琐"。

爷爷稍作检查，安慰男生说，他得了阴囊湿疹，不是大病，是很多男性都常有的皮肤湿疹，不用怕，只要喝点苦瓜汁、韭菜汁之类的蔬菜汁就好。男生本以为没那么简单，可就是回家天天喝两杯苦瓜汁，不但阴囊湿疹治好了，连脸上旺盛的青春痘也一并调理好了。

【爷爷说】阴囊湿疹是一种常见的男科疾病，患上这种疾病要注意及时治疗，避免疾病的恶化。这种疾病会导致下体瘙痒，所以要多注意平时的起居饮食习惯。男性适合选择宽松舒适的内裤，最好是纯棉制品的，不要穿过紧的内裤，以免汗水积聚引发湿疹。要及时换洗内裤，尤其是运动后。患有阴囊湿疹时，要积极治疗，勿过度搔抓和烫洗，尤其是勿用肥皂水烫洗。饮食上，多食新鲜的蔬菜和水果，不吃或少吃辛辣之物。

13. 一周膳食疗谱,帮助男性壮阳

男性壮阳,意在补肾滋阴,提升性功能及性生活质量,这是男人养生的重中之重。针对不同的体质和年龄阶段,壮阳的食疗谱和药方多不胜数,韭菜、洋葱、泥鳅、鸡蛋、海藻等,都被放到了餐桌上,让人眼花缭乱,难以选择。实际上,我们生活之中,确实是存在不少壮阳补肾的天然保健品,而且非常廉价,便于选择,在此列出一周壮阳补肾的男性膳食疗谱。

【周一方】壮骨汤。

【食　材】猪腔骨或羊腔骨500克,虫草20克,桂圆50克。

【做　法】将猪或羊腔骨文火炖熟,虫草去灰渣后,加入桂圆50克,所有材料文火共炖,稍加调料即可食用。

【功　效】用于因肾阳虚损引起的腰膝酸软,下肢无力,头晕目眩,手足不温等肾虚症状。

【周二方】健脑汤。

【食　材】核桃仁300克,枸杞子200克,女贞子200克,炒莲子200克,炒大枣50克。

【做　法】将上述几种材料入锅炒熟,加入100克白酒,焖焗10分钟后,加入适量清水和白糖,饭前当做汤水饮用。

【功　效】适用于因肾精亏虚,脑髓不充引起的失眠健忘,头晕耳鸣等症状。

【周三方】壮腰煲。

【食　材】羊肉500克,山药300克,枸杞子50克。

【做　法】将羊肉煲汤至肉烂,加入切块山药和枸杞子,文火炖半小时,酌加调料即可。

【功　效】用于因肾虚肾寒或先天禀赋不足引起的腰膝酸软、下肢无力、遗精早泄、头晕健忘等症状。

【周四方】强身肉丁。

【食　材】猪肾或羊肾一对，黑木耳100克，花菜200克。

【做　法】将猪肾或羊肾切丁，与黑木耳爆炒，酌加姜、蒜末及盐，炒至八分熟时加入花菜，翻炒至熟即可。

【功　效】适于脾肾虚弱引起的腰膝酸软，头晕耳鸣，纳谷不香或放化疗引起的面色晦暗，乏力倦怠等症状。

【周五方】补肝汤。

【食　材】猪肝100克，枸杞子30克，冬虫夏草10克，百合50克。

【做　法】将枸杞、冬虫夏草和百合加水炖开，文火慢煮20分钟左右，加入猪肝及调料适量，再煮约30分钟即可，吃肝喝汤。

【功　效】用于因肝肾阴虚而引起的眩晕，眼花，关节屈伸不利，烦热，盗汗等症状。

【周六方】补肾汤骨。

【食　材】枸杞子250克，蛤蚧2只，肉苁蓉200克，大枣50克，姜片适量。

【做　法】放入姜片和蛤蚧入水煮30分钟后，加入枸杞子等材料，再煮30分钟，吃肉喝汤。

【功　效】用于肾气虚损、肾阳不足引起的阳痿早泄，遗精尿频，腰痛，下肢无力等症状。

【周日方】桂圆拔丝。

【食　材】桑椹、桂圆肉、大枣各250克。

【做　法】将三种材料煮烂后，去渣留汁，浓缩再加适量白糖文火熬至拔丝，倾倒在干净的平碟子上，抹平，冷却后切块常服。

【功　效】适用于房事过频，需要补肾强精的男性。

【护士说】壮阳是很多男性必不可少的经历，同时也是不少居家女性要为丈夫苦恼的事情。有一天，我们遇见一个中年太太，年纪大概45岁左右，她正在菜市场来回踱步，就是想不准吃什么。爷爷见是邻居便乐意交谈，教授她一些美容养颜的小食疗。妇女听后很高兴，但转眼又愁眉不展了，爷爷见状便深入追问，才知道，原来妇女是想给丈夫准备不同的壮阳汤水，可是丈夫是阴虚火旺的体质，容易虚不受补，所以买菜熬汤就成这个居家主妇的难事。

爷爷听后，便推荐了一个一周性的食疗方给她，清淡为主，补肾养肝的同时，清热解毒，非常适合该妇女丈夫这种工作压力大、肝火旺盛、肾虚缺阳的男士应用。

【爷爷说】一周食疗方食用次序可因各人喜好而适当调整，重要的是注重均衡的营养，同时在房事中要注意有所节制，平时工作中学会适当缓解压力，多做运动，都是对壮阳补肾大有裨益的。

14. 三款辨治药膳，改善精子质量低下

　　精子质量低下症是指精液参数中前向运动的精子（a和b级）小于50%或a级运动的精子小于25%的病症，现代医学也称之为"弱精症"。由于精子的运动功能或运动能力的强弱直接关系到人类的生殖，只有正常做前向运动的精子才能抵达输卵管壶腹部与卵子结合形成受精卵。然而，正常男性对于精子质量是否低下难以自辨。因此，建议长期无怀孕迹象的夫妻，寻医问道，探究精子质量是否"达标"。

　　中医认为，男性精子的生成、精子活力的强弱，关键就在于肾阳。肾阳不足，精冷无力，或是肾阴亏损，就会引起精子活力低下；又或者是素体气虚血弱、湿热内蕴精室，都可能引起男性精子活力低下。

　　【偏方一】青虾炒韭菜。
　　【食　材】青虾250克，韭菜100克。
　　【做　法】以素油炒青虾，加入调料，再加入韭菜煸炒，焖熟即可食用。
　　【适用人群】肾阳虚、命门火衰者。

　　【偏方二】羊脊粥。
　　【食　材】羊脊骨1具，肉苁蓉、菟丝子各30克，大米适量。
　　【做　法】将肉苁蓉、菟丝子以纱布包扎好，加水适量，放入羊脊骨，三物共同炖煮4小时，取汤加大米适量煮粥，粥熟后加入调料，即可食用。
　　【适用人群】肾精不足者。

　　【偏方三】海参粥。
　　【食　材】海参300克，糯米100克。
　　【做　法】先将海参浸透，切片煮烂，后加入糯米，煮成稀粥，调味服食。

【适用人群】肾精亏损者。

【护士说】爷爷说，来找他看病的男人当中，有不少是由于精子质量过低而导致不孕不育的。我便追问爷爷，什么才是精子质量低。

爷爷说，以前曾经有一对二十来岁的夫妇来找他看病，说是给妻子看不孕不育症的。他们说，婚后同房大概两年了，一直没有做任何安全措施，却久久不见有孕，丈夫怀疑妻子患有不孕症，便来找爷爷。

可是爷爷望闻问切之后，却发现妻子一切正常，气息畅顺，脏腑滋养，没有任何问题。转而，爷爷向丈夫询问，丈夫说自己没问题，坚决不问诊，可是丈夫在爷爷近距离一开嘴，爷爷便知道了丈夫有问题，因为他有口气。

当然，有口气和精子质量低下没有直接关系，但是由于丈夫的口气反应了他肾阳不足、虚火旺盛的身体状况。爷爷向丈夫解释道，男人如果肾阳不足、肾阴亏损或者湿热内蕴都可能导致精子质量过低，活力不足以上行，从而导致夫妻之间难以成孕。爷爷不勉强丈夫用药，只是给丈夫开了几味偏方，希望能够帮助他们早日成孕。爷爷给开的是海参粥、羊脊粥等汤粥。

丈夫见像海参粥这样的粥膳，吃了也无碍，于是便吃了几个月，结果妻子神奇地怀孕了，丈夫赶紧带着妻子前来向爷爷致谢。

【爷爷说】肾阳不足的患者，可以补肾壮阳，但用药不宜过于温燥，以防加重病情。肾阴不足的患者，应该以滋养肾阴、补肾填精为主，但用药不能寒凉，以防损及肾阳。如果是脾胃虚弱、气血不足者，应该补气健脾。若因湿热内蕴，扰动精室，精气受损的，当清热利湿、湿热去则病除。因此，治疗时应分清虚实与标本的不同，辨证论治，以促使精子活力的恢复。同时，在治疗精子质量低下的过程中，患者可以通过食补加以调理。只要不是机能障碍所致，患者应该在日常生活中注意补充如鳝鱼、羊肉、泥鳅、鱿鱼、带鱼、鳗鱼、海参、墨鱼、蜗牛等肉类，其次有山药、银杏、冻豆腐、豆腐皮等。这些食物中赖氨酸含量高，是精子形成的必要成分。另外，体内缺锌亦可使性欲降低，精子减少。遇到这些情况，应多吃含锌量高的食物，如牡蛎、鸡肉、鸡蛋、鸡肝等。

15. 车前竹叶甘草汤可解尿频、尿急、尿痛

很多人对于尿频的认知度不高，认为尿频可能只是水喝多了而引起小便次数增多，其实尿频是一种身体虚弱的表现，虽然不是疾病，但也要引起重视。因为正常成人日间排尿 4~6 次，夜间则是 2 次或 2 次以下，如果次数明显增多，我们称之为尿频。尿频的原因很多，有的是神经精神因素，有的是因为病后体虚，还有的是体内有寄生虫病等。

中医认为小便频数主要由于体质虚弱，肾气不固，膀胱约束无能，气化不宣而引起的。此外成人由于工作过于疲劳，脾肺二脏虚弱，上虚不能很好地制下，土虚则不能制水，膀胱无力，而引发小便频多。因此尿频，在中医的角度便归类为虚证，需要调养，多吃富含植物有机活性碱的食品，少吃肉类，多吃蔬菜。

【偏方一】车前竹叶甘草汤。

【食　材】车前叶 100 克，淡竹叶 12 克，甘草 10 克，冰糖适量。

【做　法】将车前叶、淡竹叶、甘草放入锅中，水煎去渣取汁 1 大碗，加入冰糖，代茶饮用。

【偏方二】车前银耳冰糖汤。

【食　材】新鲜车前叶 60 克或干品 20 克，银耳 10 克，冰糖适量。

【做　法】将车前叶和银耳放入锅中，水煮 5 分钟，加入冰糖，稍炖即成。

【偏方三】车前叶粥。

【食　材】车前叶 50 克，小米 100 克，葱白适量。

【做　法】将小米置锅中加水煮粥，待熟时下车前叶、葱段和食盐，再炖 10 分钟，稍加调味即成。

【护士说】很多人以为只有老年人才会尿频、尿急，甚至尿痛，其实随着社会不断发展，不少青壮年的男士，由于应酬频繁，烟酒过多，尤其是啤酒喝得多，都会导致尿频、尿急，在夜间发作的尤其多。

以前有一位大学同学，是个酒鬼，每天晚上都爱和一群朋友吃夜宵，喝啤酒，不久他的舍友便说不想跟他同一间宿舍，原因是他夜尿很多，尤其是在关灯睡觉之后，爬上爬下地去洗手间，影响到其他舍友的睡眠。

后来，一位曾经到爷爷那里看睾丸疼痛的同学就推荐他到爷爷这里看诊。

爷爷把了脉之后说他之所以尿频、尿急是因为肾阳不足，一定是烟酒过多，熬夜，加上平时饮食不注意。同学看爷爷都说中了，只好坦诚相告，说自己平时不上课的时候多数是窝在宿舍打网游，随便抓个馒头或者方便面就吃上一顿，以为男孩子没什么营养不营养的，吃饱了就长肉。加上晚上经常和学生会的人一起吃夜宵，喝啤酒，睡觉又晚。

爷爷见状，便给同学开了一味最简单的方药，就是车前竹叶甘草汤，说只要将三味药材一同煎水服用即可，方便简单。

【爷爷说】中医学认为，车前叶性味甘、寒，能清热利尿、清肝明目、祛痰止咳、渗湿止泻。适用于湿热内郁之水肿，泌尿系感染时出现的尿频、尿急、尿痛；对于暑热泄泻、菌痢，肝热所致的目赤肿痛、怕光流泪、视物昏花也有很好的疗效。据现代医学分析，每百克车前叶含蛋白质 4.0 克，脂肪 1.0 克，糖 11.0克，胡萝卜素 5.85 毫克，硫胺素 0.09 毫克，核黄素 0.25 毫克，维生素 C 23 毫克，钙 309 毫克，磷 175 毫克，铁 25.3 毫克。多食用车前草，可清心经之火而除烦，故有利尿通淋、清心除烦之效。

16. 三道药膳汤，打造男性养气补肾偏方

中医认为，"肾藏精，主生长，发育，生殖"，"肾主骨，生髓，通脑"，男性补肾，实为弥补先天之本。随着生活节奏和工作压力的增加，不少男性会出现肾精不足的现状。肾的精、气、阴、阳虚衰不足，这在中医称为"肾虚"。男性肾虚，不是小事儿，一般有肾虚征兆的男性会出现腰膝酸软、五心烦热、眩晕耳鸣、形体消瘦、失眠多梦、颧红潮热、盗汗、咽干、阳强易举、遗精早泄等症状。可以说"肾"的健康关系着男性的一切，因此，随着健康饮食和养生观念的不断发展，科学有益地补肾，成为众多男性的养生追求。

【偏方一】花生烧猪蹄。

【食　材】猪蹄1000克，花生100克，大枣40枚，白糖、葱段等调料适量。

【做　法】将猪蹄焯水至四成熟，捞出。锅内放油，上火烧至七成热，放入猪蹄炸至金黄色后捞出，放在炒锅内，注入清水，同时放入备好的花生、大枣及调料，烧开后用小火炖烂即可。

【偏方二】人参鸡。

【食　材】人参15克，母鸡1只，火腿10克，水发玉兰片10克，水发香菇15克。

【做　法】将人参用开水泡开，上笼蒸30分钟取出，将母鸡洗净，放在炖盅内，置入人参、火腿、玉兰片、香菇、葱、生姜、精盐、料酒、味精，加入清汤上笼，在大火上清蒸至烂熟。

【偏方三】山药猪腰。

【食　材】当归10克，党参10克，山药10克，猪腰500克。

【做　法】将当归、党参、山药装入纱布袋内，放入铝锅内，加水，放入猪

腰，清炖至猪腰熟透即可。

【护士说】对于男人而言，肾是根本的器官，肾好，则做事得心应手；肾虚，则体倦力乏，精神不振，尤其是对于婚后的男人而言。因为男人的肾不好，会引发出一系列早泄、阳痿等问题，不仅严重影响夫妻生活，更影响繁衍后代，所以男人对补肾要有足够的重视。

一位同事悄悄跟我说，自己的丈夫最近有点不正常，怀疑丈夫是外出偷腥了。我好奇，便问同事为什么这么觉得，有证据吗？同事就说，因为最近丈夫老不爱行房，哪怕是行房了，也会一脸疲惫，不但时间不持久，而且质量也低，久久不得以高潮。

我细细想了一下，想起爷爷经常说起肾虚对男人的影响，便安抚同事，说不一定是丈夫偷腥把人偷累，说不准是肾不好。同事一听，琢磨了一下，觉得有道理，便拉着丈夫找爷爷去。

同事的丈夫是做市场营销的，经常要和客户拉关系，烟酒不离手，还经常熬夜，工作业绩方面的压力又大。爷爷说他明显有肾阳不足，虚火内蕴的症状，补肾迫在眉睫。于是给我的同事开了几味偏方，让她多做给老公吃。

一个星期之后，那个同事眉飞色舞，满面春风地提着一盒西点让我带回去给爷爷吃，说是答谢爷爷给她丈夫开的偏方。看她那得意的样子，铁定是爷爷的偏方奏效，让他们的夫妻生活重回正轨了。

【爷爷说】除了上述三味汤膳之外，男性想补肾，还可以从日常饮食入手，建议男性可在平时生活中，适当多吃动物的肾脏，根据中医学"以脏养脏"的理论，食用动物肾脏具有补肾益精作用，因为动物的肾脏含有丰富的蛋白质、脂肪、多种维生素及某些稀有微量元素，既滋补又有强壮之功。另外，还有两个补肾的圣品：海参和青虾。海参富含碘、锌等微量元素，能参与调节代谢、降低血脂，所含的黏蛋白质及其他多糖成分有降脂抗凝、促进造血功能、延缓衰老、滋养肌肤、修补组织，有补肾益精、滋阴壮阳的功效。而虾富含蛋白质、脂类、矿物质、维生素、钙、磷等，钙、磷尤其丰富，是壮骨佳品，能够补肾壮阳，通乳排毒。此外，多吃肉类、骨髓、黑芝麻、桑椹、山药等食材，也能够起到一定的补肾功效。而且，补肾的根本在于合理的作息，男性切忌过分熬夜或者日夜颠倒，养肾要先养神。

17. 生活妙方轻松对付肾结石

肾结石是泌尿系统的常见疾病之一，指的是肾脏里面产生了结石。形成肾结石的原因主要和泌尿系统感染、环境以及个人饮食有关。一般而言，有五种人比较容易患上肾结石：一是爱喝啤酒的人。因为啤酒酿制时使用的麦芽汁中含有钙、草酸、乌核苷酸和嘌呤核苷酸等物质，他们相互所用，可使人体内的尿酸增加，成为肾结石的重要诱因。二是喝水少的人。少喝水的人，少排尿，导致细菌、致癌物质和易结石物质不易排出体外，增加了肾脏和膀胱受害的机会，容易形成结石。三是吃得咸的人。太咸的饮食会加重肾脏的工作负担，且会干扰到治疗肾结石药物的代谢过程，耽误治疗。四是不爱吃蔬果的人。因为蔬菜和水果富含维生素 B_1 及维生素 C，它们在体内最后代谢产物是碱性的，尿酸在碱性尿内易于溶解。所以，不爱吃蔬菜和水果容易形成结石。五是爱吃动物内脏的人。因为动物的内脏含有大量的嘌呤，分解代谢会产生高血尿酸，而尿酸就是形成结石的成分。

【偏方名】核桃仁粉。

【食　材】核桃仁 120 克，冰糖 120 克。

【做　法】将核桃仁用香油滚炸后取出，与冰糖一起研磨成细末，入罐备用。每次服 60 克，开水送下，每日服 4 次，可化结石。

【护士说】排尿是人体一个很重要的外排性功能，但是男人随着年纪的增长，前列腺增生等器官病变的影响，以及烟酒过多，饮食粗放等造成体内尿酸过多，就容易引起肾结石，让小便都成为一个大问题。

之前我们医院的副院长，在一次会议中，前后上了七八次洗手间，但是每次回来，表情都不好看，一脸痛苦的样子。我旁边的同事悄悄告诉我，院长患了肾结石，上厕所痛苦得很。而且经过几次的溶石手术都根治不了，做完手术没多久，就又复发。碍于院长本身的状况，所以他也一直没有寻求其他消石的偏方，就这样默默忍受着自己的肾结石。

我觉得不好，于是便偷偷回家将院长的表现症状简单地告诉了爷爷，希望爷爷能够给出一道温和的、没有副作用的、哪怕是正常人吃了都没问题的偏方。没想到，爷爷还真有。他说肾结石的患者，其实只要多吃核桃粉末，像药粉那样研磨成细末，拌入冰糖末，每天吃两勺就好。

我不想影响到院长的形象，于是便自己给他磨了一瓶子的核桃仁粉，在瓶子上贴着食用方法和用量。

结果三天后，院长亲自来谢谢我，说症状明显减轻了。

【爷爷说】爷爷认为，无论是预防肾结石，还是治疗肾结石，除了药物治疗，正确的饮食方法才是治标治本的长远之道。下面，从主食、肉类、蔬菜等几个方面，详细介绍下肾结石患者的食物选择要点。在主食方面，碱性结石的患者适宜选择谷类、淀粉类、花生、豌豆等，而酸性结石的患者则适宜选用糙米、玉米、小米、大麦、小麦、大豆及豆制品。肉类方面，碱性结石的患者适宜吃猪瘦肉、牡蛎、干贝、鸡肉、蛋类等，而酸性结石的患者应该多吃鸡蛋、牛奶、鸡肉。在蔬菜的选择方面，蔬菜大多为碱性食物，宜选用水分充足的如黄瓜、丝瓜、冬瓜等。酸性结石适宜于藕、萝卜、茄子、冬瓜、洋葱、香菇、西瓜、马铃薯、黄瓜等。同时，肾结石患者和预防肾结石的男性都要切忌一点：尽量多喝水！

18. 何首乌杞子汤，帮助男人补肝明目

中医养生理论认为"肝开窍于目"，就是说，养肝有利于明目，护眼的同时要先护肝。肝不好，眼睛就会不好，因此，中医固有"清肝明目"的说法。所谓"清肝明目"是指，用具有清肝泻火、解毒明目作用的方药，治疗热性眼病。而从现代医学的理论上讲，清肝明目，应该多选食动物肝脏、肾脏、牛奶、奶油、蛋黄、富含维生素A的食物，还可多食用绿叶菜、胡萝卜、各种新鲜水果等可以转换成维生素A的食物。因为多选食维生素A可以帮助我们维持正常的视觉。相对缺乏维生素A可能会引起夜盲症、干眼病、角膜炎、皮肤干燥症等问题。

相传大约在北宋年间，一位医者游历至四川，途中遇见一个年纪轻轻、眉清目秀的女孩在追打一个状似中年的男性。医者看不过去，便喊停了女孩，说女孩不懂尊老爱幼，应该尊重自己的长辈。女孩顿时无语，立马解释道，原来被追打的人正是自己的儿子，而不是什么长辈。听到这话，医者更加困惑了，岂有母亲看上去比儿子年轻的道理？于是，在医者的多番追问之下，妇女道出了原委，原来四川产有枸杞，这里的女性都会经常吃用以枸杞为主料的各种药膳，以保青春，同时避免年老的视力衰退。医者见状，立马将药方保留，流传至今。

【偏方名】何首乌杞子炖乌鸡。

【食　材】乌鸡350克，何首乌8克，枸杞子15克，瘦肉50克，清水适量，姜片适量。

【做　法】锅中放入适量清水，将姜片、何首乌、枸杞子、乌鸡、瘦肉等放进锅中，以大火烧开后转小火炖40分钟，调味即可食用。

【护士说】有一次家庭聚会中，表姐将表姐夫带过来，还没吃饭前，爷爷就一直盯着表姐夫看。到了开饭的时候，爷爷将一个汤盅放在表姐夫面前，说让表姐夫喝完它，我们都吃醋了，觉得爷爷就是偏心。爷爷笑着解释道，不是偏心，

是因为表姐夫有病了。

表姐一听吓一跳，赶紧问爷爷，自己的丈夫到底有什么病，表姐夫也奇怪，说自己好好的，没感冒，没不适，怎么就说自己病了呢？爷爷揭晓谜底，说看表姐夫的眼白就知道表姐夫肝火旺盛，需要清肝明目。还让表姐夫赶紧吃完面前的何首乌杞子炖乌鸡。

表姐夫边吃边向爷爷讨教，爷爷说，肝脏健康与否，表之于外的就是我们的眼睛。肝好则目明，肝虚则目浊。爷爷之所以一直盯着表姐夫看就是这个问题，爷爷说表姐夫由于平时饮食不规律，也不注重养生，调理脏腑，以至于双目浑浊，一看就知道肝不好。

说罢，爷爷教了表姐首乌杞子炖乌鸡的做法，很简单，就是准备好乌鸡、何首乌和枸杞子，一同放进锅中，隔水炖熟，让表姐夫吃肉喝汤，多吃枸杞子，就能清肝明目。再者，表姐吃，也是一样的好，能有解毒明目的功用。

【爷爷说】何首乌，性微温，可补肝肾、益精血，对阴虚血少、头发早白、遗精有一定的食疗作用。枸杞性味甘、平，入肝、肾两经，有滋补肝肾，益精明目，养血的功效。我国自古以来都有"枸杞养生"的说法，中医更加认为常吃枸杞能"坚筋骨、清肝目"。因此，枸杞是中老年人常用的滋补佳品。而乌鸡营养丰富，具有相当的养血和补血功效。三者共同入汤，对清肝明目更是事半功倍。

第 ④ 章

"面子"是个大问题，
值得拥有的五官科小偏方

1. 四方食疗，治疗早起麦粒肿有奇效

麦粒肿又名睑腺炎，是一种常见的眼科疾病，是皮脂腺和睑板腺发生急性化脓性感染的一种病症，分为外麦粒肿和内麦粒肿，常会表现为眼部红肿、疼痛、黄色的脓点，会给患者带来很大的痛苦，但又不能自行挤脓，因为自取手法不当，则会引起眼眶蜂窝织炎等并发症，因此困扰了不少该病患者。

中医学将麦粒肿称为"土疳"或"土疡"，民间俗称为"针眼"。从中医角度上讲，针眼只是一种普通的眼病，并不是什么可怕的病患，人人都有可能罹患，因此，不必过分忧心，只要配合适当的治疗，就能药到病除。另外，由于麦粒肿多发于青年人而且病性顽固，容易复发，处理不当的话可能给年轻人的眼睑遗留疤痕。因此，在这里建议经过偏方治理仍然无法痊愈的患者，最好及时到医院进行摘取手术。

【偏方一】蒲公英凉拌。
【食　材】鲜嫩蒲公英200克，调料适量。
【做　法】将蒲公英放在沸水中焯大概两分钟后捞出，切成小段，加入调味品凉拌，即可食用。

【偏方二】栀子仁粥。
【食　材】栀子仁10克，粳米50克。
【做　法】栀子仁研磨成细末，粳米煮粥，待粳米粥临熟时放栀子仁末，搅匀，适当调味即可食用。

【偏方三】薏米粥。
【食　材】薏苡仁50克，人参叶6克，粳米100克。
【做　法】先用人参叶水煎，取其液。然后将薏苡仁、粳米放入锅中，加入

参叶煎液及水适量,烧至沸后,文火炖至熟烂,即可食用。

【偏方四】夏枯草鸡蛋。

【食 材】夏枯草120克,鸡蛋2个,薄荷20克。

【做 法】先将鸡蛋用开水煮熟,去壳后与夏枯草一同入锅,加入适量清水同煮30分钟后,加入薄荷,再煮10分钟即可。

【护士说】有一天天色已经很晚了,我下班坐公交车,但还是见旁边站着一个带着墨镜的女生,大家都觉得她很奇怪。一个不小心,她的手机掉到了地上,她赶紧蹲下来想找,可在公交车上本来灯光就暗,带着墨镜怎么找。这种情况下,她宁可摸黑都不摘眼镜,我便知道她应该是有点问题。

果然不出所料,最后女生忍不住,还是摘掉眼镜找手机,一看,原来是眼睛长了麦粒肿。她很害怕别人看到,所以遮遮掩掩着,我赶紧跟她说麦粒肿不是什么传染病,不用怕,小病一桩。听我这么说,她知道我是医生,赶紧求助,我便将以前我长麦粒肿时,爷爷给我说的偏方都给她说了一遍。

其实,治疗麦粒肿不是很难的事情,重点是清热除湿毒就好,我告诉女生可以喝薏米粥、夏枯草鸡蛋汤和吃凉拌蒲公英等,她听着也不信,我便又将麦粒肿的医理给她说了一遍,还强调了一遍上述的药方,因为夏枯草鸡蛋、薏米粥这些药膳,不仅对麦粒肿管用,而且平时的清热解毒也可食用。

【爷爷说】爷爷提醒,患上麦粒肿的患者,要注意饮食卫生,饮食要有节,定时定量,千万不能吃如葱、蒜、辣椒、韭菜等腥发的刺激性食物;禁食猪头肉、羊肉、狗肉等热燥肉类。最好不要吃烤肉等油炸食物,也不要吃过分甜腻的东西,比如冷饮、雪糕、年糕、甜品等,容易损伤脾胃,且不利于麦粒肿的治疗。

2. 菊花水治疗"红眼病"，拒绝做兔子

我们平日里俗称的红眼病，实际上是一种传染性结膜炎，现代医学上称之为流行性出血性结膜炎，是一种急性传染性眼炎。红眼病具有以下几个特点：一是发病很急，一般在感染两天内就会开始发病，而且为双眼一起发病。二是患者范围很广，不像某些专科的疾病，患者的发病有一定的年龄阶段，红眼病的发病人群很广，从几个月的婴儿至八九十岁的老人都可能发病。三是此病的传染性非常强，常常有一人得病，在 1~2 周内会造成全家、幼儿园、学校、工厂等范围内的广泛传播，不分男女老幼，出现大批感染的状况。四是重复发作，由于目前对于预防本病无确切针对性的疫苗，本病治愈后人体眼部的免疫力会降低，因此多有重复感染的症状。

中医认为，本病多由风热毒邪、时行疠气所致，属风热邪毒或兼胃肠积热侵犯肝经，上攻于目所致。

【偏方名】野菊花外敷剂。

【药　材】新鲜的野菊花 100 克。

【做　法】用开水泡野菊花大概 5~10 分钟，冷却后，用干净的毛巾或者纱布外敷和擦洗眼睛 10 分钟以上，每日可擦 2~4 次。

【护士说】很多人说红眼病可怕，我以前也这么觉得，认为红眼病很容易传染，只要看一眼得病的病人好像就会传染到。但是爷爷偏偏不怕，在红眼病盛行的季节，不少红眼病患者都会找爷爷看病，爷爷没有任何的防护措施，却直视病人而从未得病，我很好奇，不知道爷爷是不是藏起来了什么秘方。

爷爷笑了，说红眼病并不可怕，只要很简单的一个小步骤就能防治红眼病，原来他每次看过诊之后，都会用野菊花泡水外敷一下眼睛，进行消毒，所以从不得病。对于他的病人，也是一样，他让病人回家用野菊花泡水，待凉后就用干净

的毛巾或者纱布敷眼睛,很快就会痊愈。对于病人的家属,也可以起到预防的作用,对防红眼病很有疗效。

自从知道了这个实用简单的小偏方之后,我也就不再怕红眼病了。

【爷爷说】野菊花用于治疗红眼病具有确切的效果,因为野菊花含有丰富的黄酮类化合物,具有抗菌、抗病毒的作用。在医院里,也有采用超声雾化机将野菊花水自动雾化后喷入眼睛的情况。一般我们家里没有超声雾化机,但是自己动手擦洗,对于治疗红眼病还是具有相当效果的。同时,患者在饮食方面要注意几点,一是千万不能饮酒,因为酒精会助长邪热毒气损及肝阴,使风热邪毒更易侵袭,加大红眼病治愈难度。二是忌食辛辣的食物,像京葱、洋葱、韭菜、芥末等辛辣之品,耗损肺胃之阴,使风热时邪与肺胃积热搏结难去,肺胃积热加重,不利于本病的早日康复。三是眼部炎症者不宜食用生姜,因为生姜温热,且味辛走窜行散,既助火热,又伤阴液,眼部炎症者食用,将会加重病情。

3. 羊肝、芥菜籽，让你看清夜路

夜盲症是一种视觉性疾病，表现为在白天视觉很正常，在晚上或者光线暗淡的地方看不见事物或昏蒙的一种病症。对夜盲症的研究表明，夜盲症患者发病多由角膜营养性病变引起的，主要是维生素A的缺乏使角膜上皮干燥变质而引发晚间看不见东西的夜盲症状。现代医学认为夜盲症有三种病理类型，一是先天性的夜盲症，例如视网膜色素变性、结晶性视网膜变性和白点状视网膜变性所引起的夜盲，属于遗传性的眼病。二是后天性引发的，比如说青光眼过度严重、视神经萎缩和脉络膜视网膜炎等。最后就是全身性疾病，主要由于营养不良、肝脏疾病或消化道疾病引起的维生素A缺乏，都可出现夜盲症的症状。

【偏方名】芥菜籽蒸羊肝。

【食　材】羊肝1个，芥菜籽12克，笋外壳4个。

【做　法】将羊肝洗净切块，将芥菜籽炒黑研细末，撒于羊肝上，然后用笋壳包好，上笼蒸熟即可，每天吃2次。

【护士说】老杨和老张同在一家机械厂工作。一天上夜班时，老杨正在查岗，见到一个人影晃晃悠悠爬到废料堆上去了。老杨觉得奇怪，便走了过去看，这时工厂大院是亮着灯的，就是路灯一般的亮度，那堆废料里有三角铁，有圆钢，还有横七竖八的带钢，谁往这废料堆爬啊，那可是很危险的。

于是老杨二话不说，赶紧快跑上前，喊住了对方，对方被老杨的喊声惊了一下，转身一看，老杨才看到那是老张。

老张说自己想上厕所，可是一出去，似乎就什么都看不见了，开始他以为是刚从亮处出来，眼睛不适应的原因，就凭着记忆顺着路走，没想到走到了废料堆。

老杨觉得不对劲，因为路灯虽暗，但是起码能看清路啊，于是老杨便带着老张来找爷爷。爷爷一检查,发现老张由于营养不良,得了夜盲症。就给老张开了芥菜籽蒸羊肝的方子。还安慰老张说,很多老年人随着身体机能的退化,营养吸收不足,都会有不同程度的视力减弱,这不是大病,让他坚持多吃用芥菜籽蒸羊肝就好。

后来,我和爷爷散步遇见老杨,老杨说老张的夜盲症好了,现在再也不会晚上找不着厕所了。

【爷爷说】羊肝味甘,性凉,能入肝脏和经络,有补血,补肝,明目的作用,而且羊肝有丰富的维生素 A,对于预防和治疗夜盲症和视力减退很有成效。而芥菜籽味辛,性温,能利气、化痰、通络、抗菌和止痛。二者入药,相辅相成,提高夜盲症的治愈率。同时,爷爷还建议,大家可以从补充维生素 A 的方向着手治疗"夜盲症",多吃牛奶、鱼类、蔬菜等含有丰富维生素 A 的食物。其中,胡萝卜很廉价,还含有很高的胡萝卜素,胡萝卜素能在我们的体内转变成维生素 A,因此,胡萝卜也是夜盲症患者很好的选择。另外每 100 克的茶就含 17.2 毫克的胡萝卜素,茶叶里面的胡萝卜素被人体吸收后,在肝内可以转化成维生素 A,从而增强视网膜的辨色力。因此,多饮茶,尤其是绿茶,对夜盲症有一定预防效果。

4. 治疗眼干燥综合征办法多

眼干燥综合征，是干燥综合征的其中一个表现形式，是一种慢性免疫性结缔组织疾病，多数是因为遗传、内分泌失调以及病毒感染所致。现代医学对于干燥综合征的真正病因还在探究当中，依照目前的医学案例来看，此病可发于任何年龄，但略以中老年人的发病居多，其中女性发病率又远高于男性。

中医认为，眼干燥综合征属于中医的"燥证"范畴，多数是因为内热津伤、久病血亏、失血过多或吐伤津液所致，因此中医对眼干燥综合征的治疗，一般以滋阴清热，养血润燥为主。

对于眼干燥综合征的治疗，中医食疗和养生方法很多，下面就向大家推荐几款家居常用的方法。

【偏方一】花生粥。

【食　材】花生50克，粳米100克，冰糖适量。

【做　法】将花生捣碎，与粳米、冰糖一同入砂锅，加水适量煮粥即可。

【偏方二】麦门冬粥。

【食　材】麦门冬50克，粳米100克，冰糖适量。

【做　法】将麦门冬放进锅中，煎汤取汁。另用一锅，将粳米煮粥，待半熟之后，再加入麦门冬汁和冰糖适量同煮。

【偏方三】梨粥。

【食　材】雪梨2个，粳米100克。

【做　法】将雪梨连皮带核一起切碎，加入粳米煮粥即可。

【偏方四】芝麻粥。

【食　材】黑芝麻 30 克,粳米 100 克,冰糖适量。

【做　法】将黑芝麻后炒熟研碎,与粳米一同煮粥。

【护士说】有一次,医院里来了一个女病人,年纪大概是二十多不到三十,来看眼科,说自己老是觉得眼睛干涩,后来经医生检查,泪腺什么的都正常,医生就说是她戴隐形眼镜,加上对着电脑用眼过度所致,让她注意休息,并且多滴润眼的眼药水,少戴隐形眼镜,慢慢就会好的。

结果,前些日子女生带着有框的眼镜又来了,说是按照医生的吩咐已经不戴隐形眼睛,并且保持休息,少用电脑了,但是眼睛还是干涩,滴医生处方的眼药水是有效,可是效果不持续,几乎一个小时左右就再次干涩无比,难受不堪,于是再来找症结。

我看了看她的眼睛,确实表面上没什么问题,但是以前听爷爷说过有眼干燥症这种事情,一般来说,燥证要达到一定程度,人们才能自检,如果燥证的症状不明显,或者只是局部燥证,真正被发现是要难一些,于是我便劝她到爷爷这里看一下。

爷爷看了看她的眼睛,把过脉,结合舌头口腔等处的症状,确定女生是有了燥证,其中以眼干燥症表现比较明显。主要是血热,内失温润所致,外滴的眼药水只能有所缓解,但是不治本,要想根治眼燥症,一定要从养血润燥的内调下手。于是爷爷教了她几味偏方,都是简单的芝麻粥、麦门冬粥等食疗,以滋阴清热,滋补内蕴为主。

【爷爷说】中医上讲燥证分为外燥和内燥两种,而眼干燥症一般以内燥居多。内燥是指人体阴虚液亏,精血不足,病久瘀血阻碍经络的畅通,使得血脉不通,清窍失于濡润,累及皮肤黏膜,以致此病。调理内燥,中医建议从饮食着手,可以多吃药性甘、寒,具有修复肾功能功效的食物,例如蛙肉、蚌肉、牡蛎肉、西施舌、乌贼鱼肉、鳗鲡、阿胶、蜂蜜、王浆、青鱼、乌鱼、鲫鱼、鸡蛋、赤豆汤、绿豆汤、豆腐浆、百合、莲子、萝卜、胡萝卜、青菜、黄芽菜、荠菜、枸杞子、马兰头、荸荠、黄瓜、丝瓜、菜瓜、冬瓜、香蕉、葡萄、草莓、柑、罗汉果等。但切记不能吃狗肉、炒花生、炒米、生姜、胡椒、桂皮、人参、炒蚕豆、炒黄豆、辣椒、花椒等性燥主热的食物。

5. 小偏方很简单，枸杞治口干

一般情况下，我们说口干，是指喉咙或者机体感到口渴，想要喝水，或者体内水分及唾液分泌不旺盛而造成的口干。但是，从医学的角度来讲，"口干"指的是一种病，严重的话，还会造成进食困难。主要是由于唾液少而使口腔的冲洗作用减低，容易使我们发生龋齿，进而出现腺体表面平滑、不硬，腺体肿大可持续存在或反复发作的情况。因此，在日常生活中，如果口干之后喝水没法缓解，或者发现腺体变硬呈结节状，就要警惕了，防止口干症恶性病变。

中医认为，口干是因为阴阳皆衰、阴液不足，尤其是在肾精不足的时候，人们口中的津液就会稀少。如果排除其他疾病导致的口干，口干症的发生代表着口腔器官的衰退，是分泌唾液的腺体功能下降的表现。

【偏方名】 枸杞子生嚼法。

【食　材】 枸杞子30克。

【做　法】 每晚临睡前，取30克左右的枸杞子，洗干净后，直接放进口中咀嚼，以生津。

【护士说】 "口干"和眼干燥症一样，有的人会很容易口干，口干的程度到了经常想喝水，不喝水的话咽喉口腔会干燥到难受的地步，其实过分的"口干"也是干燥症的一种。还是那位眼干燥症的患者。由于我们的咽喉眼鼻都是相通的，眼睛主要反应肝脏的情况，而咽喉口腔的感觉多反映心肺的健康情况。那位眼干燥的女生，在眼睛干涩的同时，也特别容易感觉到口干口渴，只是她一直以为口干是因为自己真的渴了，也许是饮食上盐吃多了或者汗腺发达，汗水挥发严重而致。其实她没有发现到自己有一定程度的口干燥症。在她找爷爷看病的时候，爷爷看她的口腔和舌头便发现了，于是教她一个很简单的方法，就是让她到药店买一些枸杞子回家，洗干净后放进干净的小盒子里，临睡前、睡觉醒来时，甚至白天都可以随身携带,一感觉到口干,就拿点枸杞子来生嚼。

果然,隔些天女孩过来感谢爷爷,说自己的眼干燥和口干燥好了很多,此次是诚心来向爷爷讨教一些养生知识和食疗方的。

【爷爷说】爷爷说,清末一位著名的医学家张锡纯曾经在自己的著作《医学衷中参西录》中说过自己曾经做过这样的实验,每到晚上睡觉的时候,就在床头放一壶清水,每当由于晚上口干醒来的时候,就喝一口,还没到天明,就发现清水已经喝掉了满满的一壶。后来,尝试枸杞子生嚼法,一旦口干而醒,就抓一把床头的枸杞子来生嚼,结果第二天醒来,发现清水大概只喝了不到半壶,比之前满满一壶还不够喝的情况好了很多,而且清晨醒来之后,身心舒畅,精神十足。那是因为枸杞子味甘,有补肾益精,养肝明目,润肺生津等功效,一直以来,中医喜好以枸杞子入药补阴,用以治疗老年口干症患者。近年,现代医学的临床试验也表明,枸杞子本身具有清除体内氨基酸,调节人体免疫系统的作用,可以直接刺激唾液分泌,加上生嚼的动作本身就有助刺激唾液分泌,因此,建议有口干症状的人,或者平时容易口渴口干的人都可以多尝试枸杞子生嚼法。

6. 多方食疗，防止"流鼻血"频发

除了撞击性受伤导致流鼻血之外，如果在无碰撞、无受伤的情况，鼻子出血，多数是我们的鼻腔黏膜变薄，血管弹性变差了，又或者因为患者有反复地慢性炎症，黏膜变厚，从而导致鼻腔容易干燥而发生鼻出血。流鼻血不是很大的病，但是却不容忽视，一来它反映了身体机能的病变，二来如果是高血压，以及肿瘤等病引起的鼻出血，就会引起全身性病症。因此，小小的鼻血，确实应该给予高度重视。

从中医角度来讲，流鼻血可以分为两大类型，一是因肺热、胃火、肝火而至的实者；二是肝肾阴虚、阴虚肺燥、脾不统血而致的虚者。脾胃经络各主不同，虚实各异，所以对于流鼻血频发，应该辩证分治。

【偏方一】竹蔗茅根水。

【食　材】白茅根 100 克，竹蔗 250 克。

【做　法】以水共煎，代茶饮。

【适用人群】适用于由肺热引起的鼻出血。

【偏方二】旱莲茅根汤。

【食　材】红旱莲、白茅根各 30 克，瘦肉少许。

【做　法】将以上材料同放锅中，3 碗水炖至 1 碗半水为止，吃肉喝汤。

【适用人群】适用于各种血热出血症。

【偏方三】栀子仁粥。

【食　材】栀子仁 3~5 克，粳米 50~100 克。

【做　法】先煮粳米为稀粥，再将栀子仁研成粉末，待粳米即将煮好的时候，将栀子末放入粥中稍煮即可。

【适用人群】适用于因肝火引起的鼻出血。

【护士说】在秋冬季节,不少人有流鼻血的情况出现。在没有病变的情况下,偶尔一两次流鼻血是引不起大家重视的,人们都会认为这是身体燥热或者天气干燥所引起的。但是一旦长期流鼻血就会使人惊慌失措。

以前在医院,到了秋冬季经常有个一个健壮的男人过来看急诊,说自己又流鼻血了,一给检查,就说鼻腔、鼻黏膜什么的都很正常,一定是男人气血太盛所致,急救止血后,男人便离开了。

一天他又来了,跟医生较劲说自己一定有问题,但是自己又说不出问题在哪里。于是我等他紧急止血后,便带了他去看爷爷。

爷爷问诊后,确定了男人不是别人笑话的什么血气太盛导致流鼻血,相反他是因为肝肾阴虚、脾不统血所致,于是叫他多喝栀子仁粥。

到了冬季的一天,男人又来找爷爷了,说已经按照爷爷的吩咐长期喝栀子仁粥,前几个月都没有流鼻血,结果今天又流了。爷爷看着奇怪,怎么可能呢?于是就给他做检查,结果发现这次流鼻血是由于冬季干燥所致。爷爷便嘱咐他说,喝栀子仁粥能够解决肝火引起的流鼻血,可是冬季寒冷,天气干燥,必要的防寒、防燥措施还是要有的,中医能够通过食疗、药膳进行调理。但是只靠食疗是不行的,更重要的是病人自己要注重自己的身体,多保护、多调理才是根本的。

【爷爷说】上述所讲是针对慢性调理流鼻血频发的食疗,是日常性的调理。但在流鼻血的过程,还是要采取及时有效的措施,避免失血过多,有伤精气的。如果患者流鼻血的情况不算很严重,可以让患者仰头坐起来,用拇指和食指捏紧鼻翼双侧,压迫鼻中间软骨前部,按压几分钟就可止血。如果具备冷敷条件的环境,可以赶紧让患者平躺着,用冷水或者冰块冷冻毛巾,将毛巾敷在患者的额头和鼻子上,隔几分钟更换一次冷毛巾,替换几次就能快速止血。但是对于经常发生鼻出血的患者,单纯的止血,是治标不治本的,患者应该尽快治疗,及早查明出血原因,对症下药,加紧治疗,切忌麻痹大意,耽误了治疗。

7. 得了化脓性中耳炎，方法简单不用慌

中耳炎是指咽鼓管、鼓室、鼓窦及乳突气房在内的耳部全部或局部结构出现炎症的炎性病。其中，分泌性中耳炎、急性化脓性中耳炎，及胆脂瘤型中耳炎和气压损伤性中耳炎是常见疾病，化脓性中耳炎多见，而且病情发展较快，因此多受重视。

中医上称中耳炎为"烂耳朵"，归属"耳疳"、"耳湿"的范围，认为中耳炎是一种以耳膜穿孔、耳内流脓为主要表现的耳科常见病。其中，中耳炎类别当中影响较大、病情较急的化脓性中耳炎，中医称为"脓耳"，主要表现是耳内反复流脓，而且病程缠绵，经常反复发作，尤其是以儿童居多，因此，在这里侧重介绍关于治疗化脓性中耳炎的治疗偏方。

【偏方一】核桃仁油。

【药　材】核桃仁数个，冰片3克。

【做　法】用榨汁机榨取核桃仁的汁液或者用纱布包裹加压绞取核桃仁油汁，用碗装好，放入3克冰片，使其溶解。使用时，现用双氧水清洗净耳内脓液，然后将核桃仁拌冰片的油滴入耳内，每日2次。

【偏方二】石榴花散。

【药　材】石榴花数枚，冰片适量。

【做　法】先将石榴花焙干，研成细末，再放入适量冰片，使用前先用双氧水耳内脓液清洗净，再将粉末吹入耳内，每日2次。

【偏方三】韭菜汁。

【食　材】韭菜500克。

【做　法】将韭菜洗净晾干后捣烂，或者直接用榨汁机滤汁，将韭菜汁装入

瓶内,加冰片少许,使用前用双氧水清洗净耳内脓液后,滴入 3 滴,每日 3 次。

【护士说】有个同事一天到晚找我聊天,说着伟大的爱情史记,前些日子又说想跟男朋友分手。我问她为什么,她就支吾以对。后来好不容易,才套到她的话,原来是她觉得她男朋友有病。

有病?我心想着要到分手的地步会是男科病吗?不孕不育还是阳痿早泄?结果她告诉我是烂耳朵。烂耳朵是我们日常的俗称,在医学上我们称之为中耳炎。我松一口气,给她说,从中医的角度上讲,中耳炎真的并不是什么大病,只是五官疾病中的小病一桩,只要稍作调理即可。她很兴奋地继续追问我详情。我便问了她男朋友的症状。她说男朋友的耳朵总是发炎,不时有脓液流出,伴随点点的异味。我想她男朋友一定是化脓性中耳炎。于是我就跟她说我找爷爷看看有无可试的偏方。

爷爷告诉我,治疗化脓性中耳炎不难,只要用核桃仁榨油、石榴花磨粉或者韭菜榨汁,敷在耳朵上即可。我便如是教我的同事。

隔了一段时间,她跟我说她男朋友好了,用的就是韭菜汁这个方子,很简单,将韭菜切段用榨汁机一搅,取汁外敷,几天就有好转了。

【爷爷说】化脓性中耳炎多见于免疫力低下的小儿,因此,建议患儿减少过多的药物治疗,尝试从简单、天然的药方下手,以减轻小儿的身体负担。同时,家长应该注意适当增加小儿的身体锻炼时间,在冬春换季时分,要注意保暖穿衣。洗头的时候可以选用耳塞,保护耳朵,避免污水进入小儿耳朵内,造成感染。同时,由于人的七窍相通的,在避免耳部感染的同时,平时揉鼻子的动作,也是非常重要的。当遇到感冒、鼻子过敏或者伤风等症状的时候,不要让小孩过分用力地乱揉鼻子,要教会小孩科学的揉鼻子方法,只要用手指压住一侧鼻孔,稍用力向外吹气,对侧鼻孔的鼻涕即可擤出。同时,为了避免化脓性中耳炎病情不断加重,如果患者在使用上述药方后,中耳炎不见好转,脓液仍旧不断的话,则建议患者及时去医院采取措施进行治疗。由于上述药方是天然的,不会产生太大或者影响严重的副作用,所以试用无妨,但患者及患者亲属切忌不要随意使用抗菌药等现代药物,真正用药要依据医生指导。

8. 牙疼了，试试酒浸花椒

相信无论小孩还是成人、老年人都有过牙痛的经历。牙痛，对于人们的生活工作来讲，就是一种万分纠结的事。很多人都会说笑的形容牙痛，说"牙痛不是病，疼死无人问"，意思是，牙痛看似无关重要，既不是伤了脾肾，又不是脑袋出了状况，大多只是归类在日常小病之列，但是牙痛的那种疼痛难耐以及寝食难安，确实只有"哑巴吃黄连，有苦自己知"。

中医上对牙痛的辨治主要分为胃火牙痛和虚火牙痛两大范畴。胃火牙痛是指由于人们体内阳明痰火过盛，蕴而不泄，而上攻牙齿，导致牙痛，期间多数伴随有龈肿口臭、便秘脉滑等症状，治宜用清热泻火涤痰的药方来进行医治和止痛。而虚火牙痛是指虚火上炎，致齿牙浮动、牙齿隐痛，适合采用滋阴降火的药方来治理。

【偏方名】花椒泡酒。

【药　材】花椒10克，白酒适量。

【做　法】将花椒放进锅中，加入适量的水，煮约5分钟后加入500毫升左右的白酒，煮沸。然后熄火，待锅内完全凉后，将花椒过滤掉，再把白酒花椒水倒入干净的瓶子中备用。一旦出现牙痛症状的时候，就用棉签蘸一蘸白酒花椒水，放入牙痛的部位紧紧咬住，很快就能止痛。

【护士说】牙痛不会死，但是痛时也没人知道，因为我们的牙齿口腔与脑部神经相通，牙痛过的人都知道牙痛是多么寝食难安的一件事情。

这次的病人是我，一开始，早上醒来觉得牙齿痛，就以为自己是虚火上炎，冲了一杯盐水来喝，以降虚火。结果喝了两天的盐水，牙齿还是很痛。我不敢去看牙医，动不动就要修修补补或者直接拔除的，太恐怖了。但是我又不想为了牙痛这种小事找爷爷，显得我还没有中医常识的样子。

但是疼痛了几天,我吃不下,睡不着,很难受,最后还是得去找爷爷帮忙。爷爷见我就笑了,说牙痛不是小事。爷爷说我并不是虚火上升导致的牙痛,因此喝一升盐水也不会管用,我便无语了。爷爷说我是胃火导致牙痛,一定是平日里饮食不当、燥热内蕴。因此,爷爷给我开了清热泻火的方子,教我用花椒泡酒来止痛。再说,我这次是蛀牙所致,所以爷爷还是带了我去看牙医,我更加无语了。

爷爷说,从中医的角度上讲,药膳食疗能够治疗虚火、胃火和燥火型的牙痛,前提是,不是蛀牙所致,花椒泡酒只是一味止痛的药,不能根治蛀牙。如果真的蛀牙了,长痛不如短痛,最直接的方法是把蛀牙拔掉。

【爷爷说】花椒是我们生活中很常用的一种调料,但其实花椒也是一味用途很广泛的中药。用花椒泡酒来止牙痛,是因为花椒对牙齿、牙龈等局部有麻醉、止痛的作用。不过,花椒泡酒,还是治标不治本的,只可以用来当作止痛剂对症治疗,但对产生牙痛的根本病因不能根除,要远离牙痛的煎熬,患者最好还是及时就医。

9. 每天一剂黄瓜粥，告别口臭无忧愁

有的时候，我们会因为有口气而造成对话或者面谈情况下的种种尴尬。确实，口臭，是个人礼仪的一种污点，没有人会喜欢有口臭的自己，很多人甚至天天用漱口液、口香糖或者口气清新剂，但单纯表面化地掩饰口气是不够的，要想改变口臭的现状，最重要是抓住自己口臭的根本原因。

造成口臭的原因有很多，有的是短暂的，比如说熬夜后、吃过煎炸食品后，或者吃过刺激性辛辣食物之后，这些短暂性口臭能够根据自身生理调节而减轻。但是有的人不是熬夜或上火，却长期口臭，这样就要进入长期调理了。

中医认为，人之所以会有口臭，主要是平时喜欢吃冷饮，使胃功能被寒邪所困寒从热化，或喜食煎炸辛辣之品，阳明燥火亢盛的结果。如果我们发现口中会呼出一种酸苹果味，那么就有可能是肾功能受损，体内出现毒素蓄积，身体通过呼气向我们发出信号，此时就要提高警惕、注重饮食合理。

【偏方名】黄瓜粥。

【食　材】黄瓜 50 克，粳米 100 克。

【做　法】黄瓜切成小片，与粳米同煮成粥，煮熟后稍作调味便可服用。

【护士说】我们办公室来了一位女同事，外表靓丽，刚开始大家都很乐意和她打交道，但是久而久之大家都对她颇有微言，因为，大家都觉得她有口臭。同事很年轻，而且外表看来都很洁净卫生，一定是很注重个人仪表的，怎么会口臭。碍于女生都爱面子，加上口臭这种话也不好意思说出口，我便没有主动找她。

结果几天之后，那位新同事大概发觉了同事们的非议，主动找我帮忙。她说自己知道自己有口臭的问题，但是刷牙、漱口等东西她都做齐了，而且经常咀嚼口香糖，饭后还经常喷口气清新剂，就是不知道为什么还有口臭。我说这可能是

脏腑出了问题，便把她带到爷爷这里。

爷爷说同事是燥火亢盛，而肾阴不足导致体内毒素积聚，无法外排而导致的口臭，为此应该多吃黄瓜粥。黄瓜粥能清热解毒之余，对于泻火滋阴有很好的功效。

一个星期之后，同事的口臭好了，现在跟别人交谈再也不用担心口臭的尴尬了。

【爷爷说】在中药理论中，黄瓜有清热消渴，利水祛湿，消肿解毒的功效。上述的偏方中，以黄瓜做成粥，患者保持经常饮用，可以用来治疗由肝火旺盛，熬夜上火，内生湿热所引起口干口臭。同时，直接使用生黄瓜或者简单地做成凉拌黄瓜，对改善口臭也有很好的疗效。长期被口臭困扰的人士可以多食用。同时，口臭患者平时应以清淡的饮食为主，应多喝水，多吃新鲜蔬菜和水果。不要抽烟喝酒，吃太多辛辣刺激和油炸的食物，尤其是容易在口腔内残留异味的大葱、大蒜等。早晚要刷牙，保持口腔清洁卫生，因为预防比治疗更为关键。

第 五 章

金玉其外，需要金玉其内，
由内养外的皮肤科小偏方

1. 三种食物，让你告别痤疮

医学上的"痤疮"，是俗称的"青春痘"，多数发病于青春期的男性和女性之中。男性出现痤疮的比例多于女性，但女性的发病期一般较男性要早。痤疮，其实是一种慢性炎症性毛囊皮脂腺疾病，多发于面颊、额部、颊部和鼻唇沟，其次是胸部、背部和肩部，是皮肤科中最常见的疾病之一。

痤疮，由于经常出现在青春期，被人们认为是一种青春期必经的阶段，而且痤疮多有不治而愈的表象，因此很多青少年并没有对痤疮引起重视，以致出现螨虫感染、脸上皮肤粗糙、水分缺失、毛囊受损等状况。其实，从医学的角度上讲，痤疮是一种多因素的疾病，主要和每个人的性激素分泌水平、皮脂腺分泌、痤疮丙酸杆菌增殖以及毛囊皮脂腺导管角化异常等因素有关。虽然痤疮是一种有自愈倾向的疾病，但是痤疮严重，还会影响到患者生活质量，造成患者的精神压力和经济负担，因此大家必须引起足够重视。

【偏方一】黄瓜饮。

【食　材】黄瓜1根，蜂蜜适量。

【做　法】用搅拌机绞碎黄瓜，或者直接捣烂黄瓜，连渣连汁，加入适量蜂蜜和牛奶，直接饮用。

【偏方二】荔枝冻。

【食　材】荔枝300克，啫喱粉1包，白糖适量。

【做　法】将荔枝捣烂之后，拌入白糖和清水，兑入适量啫喱粉，倒入小杯子，再将小杯子至于冰箱做冷冻处理，制成荔枝果冻。

【偏方三】蜂蜜排毒饮。

【食　材】蜂蜜200克，红枣50克。

【做　法】将红枣去核洗干净后捣烂，用温水冲开蜂蜜，再将红枣肉碎融入蜂蜜水中，直接饮用。

【护士说】痤疮，是困扰很多人，尤其是年轻人的问题。记得念书的时候，我的一个大学同学，女生，有着清丽脱俗的气质，可就是脸上痤疮不断，大家一看就以为她内分泌失调什么的。于是她便买了不少丽颜茶回来喝，据说还去皮肤医院做什么光子嫩肤，红外线收缩毛囊等诸多的小手术，结果痤疮就是不见好转，反而日益严重。

眼见着同学几乎都长满一脸了，我实在不忍心，当天上课的时候和她逃课回家找了爷爷帮忙。爷爷一看，说同学是燥火导致痤疮，而长了痤疮之后，又得了螨虫感染，致使痤疮越来越严重，久久不消。针对我们住在大学的条件，爷爷告诉了同学两个小秘方，一个是黄瓜饮，将黄瓜捣烂或者直接用搅拌机搅成糊，连渣带汁喝掉，平日里也可以多泡蜂蜜排毒茶来代茶饮用。

此后，同学早上一起来，就以黄瓜汁加馒头为早餐，平日就以蜂蜜排毒饮为茶，不到一个月痤疮问题大有改善，青春靓丽的脸庞重新展现人前。

【爷爷说】

黄瓜味甘，具有清热解毒、生津止渴的功效，同时黄瓜内含的丙醇二酸、葫芦素等细纤维成分，具有很好的排毒功用，长期食用能美白肌肤，保持肌肤弹性，抑制黑色素的形成，防止痤疮滋长。

荔枝能通神益智、填精充液、辟臭止痛，且含维生素 A、B_1、C，还含有果胶、游离氨基酸、蛋白质以及铁、磷、钙等多种元素，有补肾、养肝，促进毒素外排、使皮肤细嫩等作用。

红枣主治脾胃虚弱、血虚萎黄、血小板缺少症等，而蜂蜜，无论是外用还是内服向来素有"排毒圣品"的美誉，将蜂蜜和红枣入方，一方面能促进体内毒素外排，防止痤疮，另一方面长期食用能够帮助人们拥有剔透皮肤和红润脸色。

2. 黑木耳红枣汤，祛斑驻颜的上上佳品

每一个女人都希望自己美貌永驻、永葆青春，但是面对工作和生活的压力，加上岁月的侵蚀，恼人的斑点不知不觉地爬到了我们的脸上。对于脸上的斑点，相信大家也知道一句经典的老话，那就是"成斑只三天，祛斑得三年"，阳光、电脑辐射等众多因素，使我们的皮肤积聚黑色素，而且很快便能爬到表皮层，挂在脸上，让我们看着就烦。但是想要把这些黑色素除掉，确是难之又难的事情。

那么，女性到底应该如何驻颜祛斑、保持美丽呢？其实不用使用太高级的护肤品或者化妆品，在生活中，有很多天然食品，具有保养皮肤和消除斑痕的功效。

【偏方名】黑木耳红枣汤。

【食　材】黑木耳 50 克，红枣 25 枚。

【做　法】红枣去核，连同洗净后的黑木耳一同进锅，加入适量的水，煮半个小时左右即可食用。最好坚持每日早、晚餐后各吃 1 次。

【护士说】那位长痤疮的同学在得了爷爷的偏方后，皮肤好转之快，很快就在班上传开了，甚至别班的同学也找我来了。其中有一个，我印象特别深刻，按说我们那时候都是青春少女型的外貌和皮肤，偏偏有一个女同学，皮肤松弛，色斑浮现，看上去少说也有二十七八岁了，她来找我，希望我带她去看爷爷。我问她，你想看什么病？她说她想要驻颜、抗衰老。

后来她到了爷爷家，她说自己学的是艺术设计，老是要熬夜，加上平日里上课下课都要对着电脑，自己又没注意保养，以至于皮肤看上去失去了光泽，样子比实际岁数老了不少。爷爷说，这种未老先衰的皮肤不算少见，让同学不必过分担心。

爷爷说，黑木耳红枣汤是女人驻颜的上上佳品，让她回到学校后可以多多买黑木耳加红枣来熬汤，要是不具备熬汤的条件，哪怕是泡水饮用，长此下去，也会颇有裨益。

　　于是同学便按照爷爷的吩咐，天天在宿舍里头熬黑木耳红枣汤，效果立竿见影，不到一个月，她变得气色红润，色斑全消，而且皮肤看上去年轻紧绷了不少。

　　【爷爷说】从现代医学上讲，黑木耳的营养价值非常的高。含有丰富的铁元素，使黑木耳能养血驻颜、红润肌肤、容光焕发；维生素 K，能减少血液凝块、预防血栓症的发生，防止冠心病和缺铁性贫血；同时对胆结石、肾结石等内源性疾病有很强的化解能力。而红枣，不但能提高人体免疫力，抑制癌细胞；富含维生素C，使体内多余的胆固醇转变为胆汁酸，预防胆结石之外，红枣能够滋养血气，对病后体虚的人具有非常明显的滋补作用。

　　从中医的角度来讲，黑木耳具有凉血止血、健脾开胃、清热解毒的功用，而红枣同样健脾益气，并有滋润肌肤、益气养血、养肝补肾的功效，二者合用的黑木耳红枣汤，适用于血瘀、血滞而使脸上浮现色斑，脸色暗淡的各种症状，有良好的美容护肤、驻颜祛斑的功效。

3. 脚气让人好难受，五款偏方来搞定

"脚气病"在医学上讲，主要是由于人体中缺乏维生素 B_1 而造成的。在正常情况下，我们平时食用的黄豆、绿豆、小米、薏米、全麦、花生、猪肉、酵母、谷类的胚芽等食物具有丰富的维生素 B_1。但是，日常饮食中，如食用过多加碱或者油炸、辛辣的食物，则会使我们体内的维生素 B_1 大量损失破坏，从而引发脚气病。

脚气本来不是大病，许多人都会有，但是多数情况下，脚气病会伴有脚脱皮等现象，而且还会有瘙痒，让人们难以忍受，因此，要及时治疗脚气。由于脚气病主要由于身体缺乏抗脚气的维生素 B_1 的缘故，因此，在解决脚气病的过程中，要反向思考其治疗方法——就是想方设法增加身体内部的维生素 B_1。那么，如何增加呢？饮食是个直接有效的方法。

【偏方一】麦芽饮。

【食　材】麦芽适量。

【做　法】将麦芽用水煎服后即可饮用。

【偏方二】花生凤爪汤。

【食　材】鸡爪10只，瘦肉50克，花生90克，红枣10粒，陈皮半个。

【做　法】陈皮水先煲汤，加入鸡爪、瘦肉、去核红枣和花生等材料煲两个半小时，调味即可。

【偏方三】紫菜汤。

【食　材】紫菜、车前子适量。

【做　法】将紫菜和车前子用水煎服即可。

【偏方四】赤小豆冬瓜盅。

【食　材】大冬瓜1个，赤小豆130克，冰糖适量。

【做　法】将冬瓜内部瓤掏空，保留瓜肉，制成盅状，往盅内放入赤小豆，加入适量清水和冰糖，慢火煨熟即可食用。

【偏方五】青鱼煮韭黄。

【食　材】青鱼500克，韭黄150克。

【做　法】青鱼洗净，下锅先煎至半熟，放入酱油、烧酒等佐料，再加入韭黄煮熟，调味后即可食用。

【护士说】有一次我和几个朋友一起去逛街买鞋子。在大家兴高采烈地试鞋子的时候，有一位同学却是单靠比划就想买鞋了。我劝她鞋子一定要上脚试试，结果一开口就被另一个朋友说了，朋友告诉我，她不愿意脱鞋试穿，是有原因的，因为她有脚气。我扑哧一声就笑了，脚气不是什么大病，更加不是难治的病啊。

于是我来到朋友跟前跟她说，脚气不是大病，让她安心试鞋子，但是她还是不放心，我便安慰她，带她到爷爷家看病去。

爷爷说，脚气病，从西医的角度来讲，是因为人体内缺失了维生素 B_1 所致，从中医的角度来讲，是因为毒素内蕴，外排不利，导致经脉瘀塞所致。不是难以根治的大病，让朋友安心。爷爷告诉了朋友一个完整的汤膳食疗，那就是青鱼煮韭菜配紫菜汤，或者冬瓜盅、花生凤爪汤，另外平日里可以一周喝几次麦芽水，这样脚气就会治愈，不用再担心脚气病的尴尬了。

【爷爷说】以上五个食疗汤是治疗脚气的生活饮食疗法，可以帮助人们更好的治疗脚气，提升治疗脚气病的效果。同时，大家还要多吃一些含有维生素的饮食来调理，例如多用黄豆、绿豆、小米、薏米、花生、燕麦、大麦、小麦等搭配熬粥，吃用酵母做全麦粉馒头，力求从食物中获取更加多的维生素 B_1，达到通过饮食调整，基本治愈"脚气病"的目标。

4. 五款家居药膳，摆平可怕的疥疮

疥疮是一种皮肤传染性疾病，一般通过接触疥疮患者的皮肤，或者接触到带有疥虫的物体所传染而引起。发病位置以手指缝间、腋窝前缘、乳晕、肚脐、下腹部、阴部和大腿内侧为多，发病处会清晰见到灰白色或黑色小线条，线条一头会有一颗米粒大小的丘疹或疱疮，局部伴随有剧烈的瘙痒，容易扩散到自身皮肤的四周，继而出现脓疮，是一种传染性强的皮肤病。

中医上建议以内服兼外治的方法解决疥疮的困扰。

【偏方一】花椒水外敷。

【药　材】花椒 10 克，苦参 30 克。

【做　法】将花椒和苦参放于锅中，加 1000 毫升的水，煎汤后，外洗患处。

【偏方二】猪胆汁外敷。

【药　材】猪胆 4~5 枚，苦参 25 克。

【做　法】将猪胆和苦参放进锅中，不放水，直接共煎取汁，淋洗于患处。

【偏方三】丝瓜水。

【食　材】丝瓜、马齿苋各 15 克。

【做　法】将丝瓜、马齿苋放于锅中，加水 500 毫升，煎服。

【偏方四】泥鳅汤。

【食　材】泥鳅 30 克，马齿苋 50 克，地龙干 10 克。

【做　法】将泥鳅、马齿苋和地龙干共同置于锅中，加入适量清水，煎汤去渣服汤。

【护士说】以前有一个男患者来找爷爷，说自己的股沟处长出了一颗痔疮，爷爷一看，这哪里是痔疮，明明就是疥疮。爷爷说，疥疮发病处会清晰见到灰白色或黑色小线条，里头会有一颗米粒大小的丘疹或疱疮，有瘙痒，会扩散，是一种传染性强的皮肤病。因此，爷爷建议患者及早医治，内调外治，双管齐下。一方面，爷爷建议患者先用猪胆汁或者花椒水进行外敷，由于此患者的疥疮已经有一定扩散，用花椒水怕患者会刺痒，所以爷爷建议他用猪胆汁来外敷。另一方面，要多喝丝瓜水，爷爷建议他每天晚上熬一壶丝瓜水，白天上班带着过去办公室，口渴了就喝丝瓜水。最后，晚餐的时候，要多喝泥鳅汤，这样三药合一，协同作用，便能很快地解决患者疥疮的问题。

隔了半个月，患者给爷爷打电话，说疥疮好了，很感激爷爷，爷爷还不忘叮嘱患者切忌吃辛辣等刺激性食品，暂时也要戒掉海鲜等发物。

【爷爷说】疥疮是很多人都会得的皮肤病，并不是什么严重困扰的疾病，只要患者耐心饮用药膳，内服外治，双管齐下，配合合理的饮食，多忌口，多节欲，就能很快痊愈。由于疥疮患者身体大多多湿多热，食用辛辣食物后容易使身体火上浇油，使炎症扩散，因此，患者应该戒掉辣椒、辣油、咖喱、川椒、韭菜、蒜苗、芥末等辛辣之品。同时，油煎、油炸的食物难以消化，也会助长湿热，因此炸猪排、炸牛排、炸花生、炸豆板、炸鸡、烤羊肉等食物也不宜食用，最好是多吃清蒸、炖、煮、炒的食物。另外，一定要禁吃海鲜，因为海鲜类食物会促进炎症部位的扩散，严重者还会使疥疮进一步恶化，所以海鲜万万吃不得。

5. 洋葱生姜凑一双，黑发之间不见"霜"

中国常有"两鬓发白"和"白发如霜"的说法。白发，在古代是年纪的象征，但是随着社会的不断发展以及生活习惯、工作环境的不断转变，现在很多中年甚至青年人都会出现白发。

头发发白自然不能说是一种病，但是谁都不喜欢满头白发苍苍的样子。因此，坊间便流传出不少关于乌发、防止掉发和白发的方子。在这里，我给大家介绍一个简单、便捷而且不费钱就能达到效果的老偏方，那就是洋葱和生姜了。

【偏方一】洋葱汁洗头。

【药　材】洋葱1个。

【做　法】将洋葱头捣烂后，用纱布包好，以力度适中，自上而下的手法让纱包在头发间来回滚动，让洋葱汁充分渗透进头发之间，之后再用温水清洗干净。

【偏方二】生姜水洗头。

【药　材】生姜适量。

【做　法】将生姜切片，放入锅里煮沸，待水温适合后，向生姜水中倒入少量白醋，再用来洗头发即可。

【护士说】长白发就说明自己老了，以前我们都是这么认为的。但是近年，我发现身边不少朋友只有三十出头，也开始长白发了。我和爷爷闲聊的时候讨论说，为什么现在的人长白发的现象变年轻化了。爷爷说，这和大家的饮食生活习惯，及工作压力有关。有的人西药吃多了，容易产生副作用，引起体虚，导致长白发；有的人营养不均衡，老是偏食减肥，也有长白发的可能。

我摸摸自己的头发，很担心，就问爷爷如何防止白发。我以为爷爷会说何首乌，结果爷爷说了两个让我惊讶的方子，就是洋葱水洗头或者生姜水洗头。我半信半疑，但是爷爷笑得诡异，我想，这可能是很有效但是不为人知的秘方。

于是当晚回到家，我便急着用生姜水加白醋来洗头，连续用了一个月，突然有一天，一个同事跑过来问我在哪里染的头发，染得如此自然，而且发质滋润。我告诉她秘方，刚开始她不相信，结果用了一个月，头发乌黑浓密，才急急地找我道谢。

【爷爷说】以上方药针对少年白头尤为有效，根据实验研究数据，少年白头的罪魁祸首是铜、铁等微量元素以及特定维生素缺乏所致。生洋葱，素有"菜中皇后"的美称，营养价值丰富，内含胡萝卜素、维生素 A、维生素 B_1、维生素 B_2、维生素 C、维生素 E 等营养成分，对于头皮细胞有滋养作用，有助于固本培元，从源头上滋养头发，补充头发所需的维生素。生姜煮水加醋主要功用在于调理头皮环境、减少皮屑、养护发根。醋有杀菌消毒的作用，而姜对马拉色菌有较强的杀灭功效，还能扩张头皮下的血管，增加发根毛囊的血流供应，二者合用，一方面能降低头皮受外界环境的影响，改善发根生长环境；另一方面又能护发养发，从而改善头发因为营养不足而变白的状态。

6. 有一种痛叫做带状疱疹，有一种解药叫做生姜汤

带状疱疹是一种由疱疹病毒感染引起的常见皮肤病，带状疱疹病毒感染是发病的直接因素。当人体受到病毒感染的时候，病毒进入人体后侵犯神经系统，沿神经脉络进入皮质，也可波及皮肤，使皮肤产生水疱。当发病者身体抵抗力不足的时候，潜伏于脊髓神经后根神经节的神经元内病毒可再次生长繁殖引起广泛的疱疹。

中医上称带状疱疹为"蛇串疮"、"火丹"、"火带疮"等，多因心肝风火或肺脾湿热所致。但由于每个患者的体质及内在平衡不一样，中医又将带状疱疹分为三个病证，从而分证辨治。一是肝经郁热型的患者，适合用清泻肝火，凉血解毒的方药来治疗。二是脾虚湿蕴型的患者，适合以健脾利湿，兼以解毒的方药来调理。最后是气滞血瘀型的患者，适合用理气、活血、止痛的方药来解决疱疹问题。

【偏方一】龙胆草汤。

【药　材】龙胆草、板蓝根、赤芍、牡丹皮各10克，柴胡、通草、生甘草各6克，金银花、连翘各15克。

【做　法】将所有药材洗净，放进锅中，加大约1000毫升清水，文火煎取至400毫升左右，为1日的剂量，切记要空腹服用。

【适用人群】肝经郁热型患者。

【偏方二】苍术汤。

【药　材】炒苍术、炒白术、黄柏、猪苓、金银花、连翘各10克，陈皮、桔壳各6克。

【做　法】将药材放置锅中，加水1000毫升，煎取至450毫升左右，早、午、晚3次，空腹服用，每日1剂。

【适用人群】脾虚湿蕴型患者。

【偏方三】桃仁汤。

【药　材】桃仁、生地黄、白芍、延胡索、牡丹皮各10克，郁金、生甘草各6克，赤芍、丹参各15克。

【做　法】将药材放置锅中，加水1000毫升，煎取至450毫升左右，早、午、晚3次，空腹服用，每日1剂。

【适用人群】气滞血瘀型患者。

【护士说】有个男患者急匆匆地找爷爷帮忙，说自己得了"蛇缠腰"。我一听"蛇缠腰"，觉得好玩，就凑了过去。结果爷爷说，蛇缠腰是一种皮肤病，一点都不好玩，病人会疼痛无比。

患者说自己分隔两地的女朋友将要过来找他，他希望尽快将蛇缠腰给治好。爷爷说，俗称的蛇缠腰，医学上叫带状疱疹。带状疱疹还不能见生水，如果见了生水不小心感染，还会蔓延到其他的皮肤部位，同时伴有神经疼痛。此病毒可长期潜伏在脊髓后根神经节，抵抗力低时一直蔓延到各处皮肤。

患者说自己已经在医院治疗了两周，可是带状疱疹继续蔓延，从腰部延伸至后背、上臀部和腹部。晚上患者睡觉连被子都盖不了，不然就会疼痛无比。起床的时候要慢慢地起来，稍用一点点力，就会使疼痛加重。在家里走路还不能用力走，只能一步一步地移动，甚至出不了门，苦不堪言。

爷爷自然是明白带状疱疹的害处，于是二话不说，直接在自己的百子柜中拿了几味药给他，是桃仁、苍术和龙胆草之类的中药。爷爷说，只要将这些药分别煎水服用，很快就能好。

结果一周之后，那个曾经被蛇缠腰折磨得苦不堪言的男生带着女朋友过来找爷爷道谢，说自己的带状疱疹明显减轻了。

【爷爷说】带状疱疹较多在成年人之间发病，而且发病季节多在春秋两季。多数是因为饮食失调，导致脾胃运行不畅，精血湿浊内停，郁而化热，兼受外邪侵犯而导致发病。因此，在春秋两季，大家要特别注意皮肤护理，接触到不洁物品要及时清理双手和外露皮肤，预防带状疱疹病毒的感染。另外，带状疱疹的病发期一般是2~3周，正常情况下，病后就不会再复发，而且和水痘相似，一旦病发痊愈就能终生免疫。但部分患者由于发病时处理不当或者没有根治，导致病后仍然局部留有疼痛，这种疼痛有时会持续几个月甚至几年。可见，一旦发现了自己身上有感染带状疱疹的症状，一要及早进行药膳处理或药物治疗，二要彻底根治，不能见好就收。

7. 腋臭好尴尬，外涂药方帮你忙

腋臭，俗称"狐臭"，是指腋窝褶皱部位散发难闻气味的一种病症。由于气味难闻而且传播范围广，腋臭会严重影响到患者的社交生活，尤其对于女性，很多严重的患者还可能产生心理障碍。因此，腋臭的问题，不但是个生理问题，还是个心理瓶颈。

目前治疗腋臭的方法很多，有打针，有微创，等等。但是，在生活中，很多简单的食材、简单的方法就能逐步改善腋臭的问题，如腋臭外敷治疗法。

【偏方一】生姜贴。

【材　料】生姜适量。

【做　法】将生姜捣烂取汁，频涂患处。

【偏方二】独蒜头汁。

【材　料】独头蒜、生姜各适量。

【做　法】将独头蒜和生姜捣烂，取其汁，涂患处。

【偏方三】田螺麝香贴。

【材　料】大田螺1个，巴豆2粒，少量麝香。

【做　法】将巴豆放入大田螺内，用药棉蘸田螺渗出的液体，加麝香少许，搽腋下。

【偏方四】茶叶水。

【材　料】绿茶适量。

【做　法】将茶叶水煎，然后取煎液涂洗腋下局部或者直接全身洗澡用。

【护士说】说起尴尬和无奈，除了口臭、脚气，有个叫腋臭或者狐臭的病更加让人抓狂，尤其是对于女生而言。

一到夏天，小背心、小吊带或者无袖的衬衫是最受欢迎的。记得大学时候有个同学，大热天还穿着长袖或者九分袖，连短袖都不穿，我们都以为她是担心皮肤晒黑也就没说过什么。直到有一次舞蹈课，大家都跳得汗流浃背，但这个同学穿个九分袖，又紧身，手部动作完全舒展不开，老师便开口让她把衣服脱掉，她一直支吾以对，很是为难，老师不解，语气便加重了，结果女同学当场哭了出来。

原来她有腋臭，担心同学们会闻到，会非议她。同学们见状赶紧上前安慰，而我，则趁着休息的时候赶紧给爷爷打个电话。

爷爷在电话里头说，腋臭不难治，蒜片、生姜加茶叶就能搞定。我直接问了爷爷做法。原来只要把生姜捣烂取汁或者将独头蒜和生姜混合捣烂取汁，外敷在腋下，就能有效治疗腋臭。如果怕生姜和独头蒜会散发出气味，还可以选用绿茶泡水，再用茶叶水涂在腋下。

我赶紧回去告诉同学，她试了大概半个月，腋臭大有改善，终于可以在夏天穿小背心了。

【爷爷说】爷爷建议患有腋臭的人士，除了上述治疗方之外，最好在平日起居饮食中多加注意，因为腋臭本是汗腺分泌的一种体现。内不正，其表于外则不华，意思是，人体外排分泌物存在问题，必然是内部平衡出了问题，是五脏六腑发出的健康信号。因此，患者应注意个人卫生，经常保持腋窝部的干燥和清洁，保持生活规律，情绪稳定。饮食应该以清淡食物为主，少吃洋葱、大蒜、大葱、辣椒、芥末等刺激性食物，少吃火锅、海鲜、高蛋白的食物，主食最好以谷物为主。

8. 三方食疗，神经性皮炎快消失

神经性皮炎，是一种多发于颈部、四肢和腰部，以对称性皮肤粗糙肥厚为表征，并伴有剧烈瘙痒的皮肤疾病。患者多数是青年和成年人，儿童一般不发病。但神经性皮炎又是一种皮肤功能障碍性疾病，对人体皮肤的损害很明显，也相对严重，经常会成片出现，使皮肤长满平顶丘疹，皮肤增厚，皮脊突起，皮沟加深，影响皮肤正常的感知功能和排汗功能。同时由于伴随有剧烈瘙痒，因此对患者的生活工作也造成很大的影响。

中医认为，神经性皮炎是人体内部的气息紊乱所致，由于心绪烦扰，七情内伤，内生心火而致。刚发病的时候，皮疹会呈现出鲜红的颜色，瘙痒比较剧烈，主要是因为心脏掌管血液经脉，心火亢盛，则不利于血气运行，产生血热，风盛则燥，属于血热风燥。病发时间长了之后，患病皮肤会变得越发肥厚，纹理粗重，久病而伤血，属于血虚风燥。

【偏方一】荷叶粥。
【食　材】新鲜荷叶50克，粳米200克。
【做　法】将荷叶先煮20分钟，去渣后放入粳米煮粥。

【偏方二】大枣汤煎。
【食　材】大枣、土茯苓各50克。
【做　法】将大枣和土茯苓放进锅中，加入适量清水煎汤即可。

【偏方三】豆腐煮芹菜。
【食　材】芹菜30克，豆腐50克。
【做　法】芹菜洗净切粒，与豆腐共同煎煮，加食盐调味即可服食。

【护士说】李小姐和一位男生去吃饭，还准备情况好的话继续交往的，结果第一次见面吃饭，吃了几口酥皮海鲜汤，男生便急急地跑了出去，过了十多分钟回来，说自己有事先离开。让李小姐很不自在，也很低落。

隔了两天，男生竟继续和李小姐约会，这次，男生不点海鲜之类的东西，但李小姐喜欢吃辣，于是点了几道川菜，男生稍稍吃了几口，又脸露难色，又想离开。这次，李小姐忍不住了，便直接问他到底是什么事，是不喜欢这些菜式，还是不喜欢自己。

男生赶紧解释，但是又含糊其辞，李小姐生气了，想离开。男生这时才肯说实话，原来自己患了神经性皮炎，皮肤老发痒，而且疼痛难忍，上次吃了海鲜立马发作，这次吃了点辣又有苗头，自己不敢当着李小姐的面抓痒，怕李小姐嫌恶自己有皮肤病。

李小姐听后一点都不生气，反而很体谅男生的苦楚，带着男生来找爷爷。爷爷看了一下男生的神经性皮炎，已经有扩散迹象，可能是平日里没有多加调理的缘故。男生说自己每天晚上都有涂一些治疗的药膏。爷爷便教他煮荷叶粥、大枣汤或者豆腐煮芹菜，内服药膳，外涂药膏，双管齐下。

最后，李小姐和男生走在一起了，每天晚上给男生精心地准备食物，加上男生平时多注意饮食和起居，他的神经性皮炎很快便好起来了。

【爷爷说】爷爷认为，神经性皮炎多数由于患者精神长期过度兴奋、过度抑郁或者神经功能障碍等因素引起，如生活不规律、长期睡眠质量低下、月经失调、消化不良、便秘等都可能加重症状。因此，神经性皮炎不是单纯可以"吃好"的，患者最重要是放松心态，克服烦躁易怒、焦虑不安的不良情绪，积极治疗养护。

第 六 章

不要让病痛影响生活，
万能的内科、外科小偏方

1. 清淡食疗三五天，赶走腹胀消化不良

消化不良是由胃动力障碍所引起的疾病，包括胃蠕动不好的胃轻瘫和食道反流病。消化不良是都市人的一种常见疾病，但却不是小病，因为长期消化不良所造成的影响是很大的，轻则导致肠内平衡紊乱，使患者出现腹泻，或者是胃部运动不足，导致胃部食物积聚，引发患者便秘；重则因为消化不良的患者总是不舒服，影响患者的进食水平和睡眠质量，打乱了生理健康和日常生活作息。此外，长期消化不良会埋下胃癌病根。

中医认为，消化不良属中医的"脘痞"、"胃痛"和"嘈杂"等范畴，主要病根在于胃部，有牵涉至肝脾等脏器，应该以健脾和胃、疏肝理气、消食导滞为主要治疗原则。

【偏方一】韭菜炒肉丝。

【食　材】猪肉200克，韭菜50克。

【做　法】猪肉切丝，韭菜切段，先用滚油煎炒猪肉丝至七成熟，然后加入姜蒜等佐料，爆炒几分钟后，加入韭菜段，至韭菜和猪肉都熟透，即可食用。

【偏方二】大小米粥。

【食　材】大米100克，小米80克。

【做　法】将两种米洗干净，下锅同煮成粥即可。

【护士说】消化不良是大人小孩的常见病，很多小朋友会因为消化不良而发热、腹胀、不舒服，成人也难免会因此而影响食欲，影响工作。邻居家一个小孩，在端午节的时候，因为喜欢吃粽子，一日三餐竟然吃了四个。妈妈觉得高兴，认为孩子爱吃就好，反正粽子也是米饭，不打紧。

结果孩子不肯吃饭，妈妈以为孩子还要吃粽子，就再给他买了几个粽子，可

是这回孩子连粽子都不吃了。妈妈以为孩子耍脾气，都发火了，最后孩子才说，肚子疼，不舒服，但是上厕所又拉不出来，不知道怎么办。

　　妈妈以为孩子犯什么大病了，就紧张兮兮地带着儿子来找爷爷帮忙。爷爷说，孩子只是粽子吃多了，消化不良，无大碍，于是就让妈妈最近多给孩子吃清淡饭菜就好。一是主食方面，由于粽子的糯米难消化，可多煮二米粥，小米能够健脾和胃，润养肠道；再者菜式方面选择韭菜炒肉丝为好，因为韭菜不但能帮助消化还能健胃。

　　自然，孩子吃了几天，消化不良立马解决了，而且胃口大开，饭也吃得香。

　　【爷爷说】 韭菜的食用价值并不被很多人重视。其实，韭菜内含的膳食粗纤维、胡萝卜素和蛋白质是非常丰富的。经常食用韭菜，可以达到消食导滞、除积健脾、促进食欲的作用。而且韭菜香味独特，能够刺激食欲、增进消化。从中医角度上讲，韭菜还能温中健胃，帮助缓解消化不良等症状。而偏方二的大小米粥，也是很简单很清淡的食疗，大米含有丰富的淀粉、蛋白质、脂肪和维生素等物质，能健脾胃、补中气、养阴生津。而小米的蛋白质含量和脂肪含量都比较多，同样能健脾和胃、益肾补气。用大小米共煮成粥，经常食用对消化不良效用很大。

2.七种治疗腹泻的家庭常备食疗方

腹泻，是指排便次数比正常标准多，或者比自身平日的习惯频繁，而且粪便质地相对稀薄，水分较多，同时，排便的时候容易有迫切感、失禁征兆等症状的一种常见病。造成腹泻的原因有很多，一是细菌、病毒感染，导致肠胃受感，引发腹泻；二是肠道疾病，例如炎症性肠病、吸血虫病等疾病都会引发腹泻；三是食物中毒，也会引发腹泻。还有一个常见原因就是消化不良，饮食无规律，进食过多、不易消化的食物，或者由于胃动力不足导致食物在胃内滞留，都会引起腹胀腹泻。

【偏方一】黄瓜叶汁。

【食　材】黄瓜叶适量。

【做　法】将黄瓜叶捣碎取汁盛于碗内，加入适量蜂蜜混合搅匀即可食用。

【偏方二】春砂仁车前子粥。

【食　材】春砂仁、西洋参、川黄连、乌梅各5克，白芍、煨葛根各6克，甘草2克，车前子8克。

【做　法】将全部药材放置锅中，水煎取汁，然后再与大米煮成粥，即可食用。

【偏方三】七味散。

【食　材】麦芽15克，乌梅10克，芡实30克，藿香叶4克，山药60克，山萸肉15克，枳壳9克。

【做　法】将七种药材焙焦，然后研成细末，以干净瓶子密封备用。以后每次服用10克，用开水兑服，可因各人需要放入适量白糖调味。

【偏方四】樟木皮水。

【食　材】樟木皮 200 克，石榴嫩叶 50 克，大米 50 克。

【做　法】将樟木皮捣烂，以火炒成炭，石榴叶炒至干酥，大米炒至黄色，然后加入适量清水，再次煮沸后约 10 分钟，即可趁热饮用。

【偏方五】葡萄叶汁。

【食　材】新鲜葡萄叶适量。

【做　法】将葡萄叶放于锅中，加水至略高于葡萄叶即可，水煎取液饮用。

【偏方六】胡椒鸡蛋。

【食　材】鸡蛋 1 只，胡椒 10 粒。

【做　法】用调羹在鸡蛋上打出一个小孔，将胡椒研为细末，置入蛋中，封口，放于木炭火中煨熟，去壳，空腹以白酒送服。

【偏方七】粳米粥。

【食　材】粳米 100 克。

【做　法】将粳米炒香后加水煮成粥，任意时间服食。

【护士说】以前我肠胃不大好的时候老有腹泻的症状，就是吃东西消化得很快，不一会儿就会泄泻。刚开始，便不以为然，认为泄泻也算是排毒的一种方式。结果后来情况加重，开始有身体虚脱的状况，爷爷知道后就说我是肠胃受热，加上经常外出食用日本料理，未经煮食的生鱼多多少少会有一点细菌，自然容易引起肠道炎症，因此才会常常腹泻。

爷爷教了我一个很有效的方法，就是胡椒鸡蛋，拿一个鲜鸡蛋，敲个小孔，往里面塞胡椒，然后就用火把鸡蛋煨熟，再去壳食用。方法很简单，我便试了几遍，结果几天之后，腹泻的情况真的好了不少，而且胡椒味的鸡蛋竟然有一种特别的风味，加上胡椒本身能驱寒，鸡蛋又有丰富的蛋白质，所以解决了腹泻的问题之后，我现在依然经常食用，以保持肠道的健康畅顺。

【爷爷说】如果腹泻患者是成年人，在治疗腹泻的过程中，要注意禁食牛奶或者油脂肥腻的食物，应多食用膳食纤维较多的，容易消化的食物。如果腹泻患者是 6 个月以上的小儿，要多加注意，在保持平常均衡饮食的基础上，应该多选用流质类主食，方便小儿肠胃消化，多加蔬果、鱼肉和肉末等补充营养。如果腹泻患者是 6 个月以下的哺乳期婴儿，婴儿出现腹泻症状的时候，最好暂时停止母乳喂哺，以米汤等做替代品，待婴儿肠胃有所好转，再继续母乳喂哺。

3. 五款汤饮，不花钱不吃药的排毒妙方

我们生存在社会大环境之中，要呼吸空气，要衣食住行，随着社会的不断发展及现代科技的不断进步，我们吃进身体的、吸进身体的其实有很多杂质，食物要面对食品添加剂、残留农药，空气要担心悬浮粒子，喝水担心水源有污染，无形中，我们的身体开始积聚起一些有害物质。在正常情况下，这些有毒物质会由我们的肾脏、肝脏解毒分解，通过肠道排便或者汗腺排出身体。但是在我们毫不知觉的情况下，有些毒素却依附在细胞、器官和腺体之中，跟随我们的血液流动，达到身体的不同部分，久而久之，这些残留的毒素便难以由身体自身的外排系统向外排出，容易引起身体的各种不适与疾病，比如头痛、便秘、内分泌失调等，如果任其进一步发展，甚至会发展成癌症。因此，利用药膳定期对我们的身体进行排毒，是势在必行的。

【偏方一】红枣玉米汤。

【食　材】带须的玉米1根，红枣10粒。

【做　法】将玉米切段，同红枣一起放入锅中，加适量清水煎煮1小时即可。

【偏方二】薏米雪梨汤。

【食　材】银耳、雪梨、薏米、莲子、百合各30克。

【做　法】银耳和雪梨切块，与莲子、薏米、百合一起放进锅中加水炖1小时即可。

【偏方三】墨鱼排骨汤。

【食　材】墨鱼干100克，排骨300克，萝卜1个，姜适量。

【做　法】将泡好的墨鱼干和排骨、萝卜放入紫砂煲中，姜拍碎放入，慢炖2个小时即可。

【偏方四】玫瑰饮。
【食　材】干玫瑰花适量。
【做　法】将五六朵玫瑰放杯中冲入热水即可。

【偏方五】清心猪骨汤。
【食　材】猪脊骨250克，蜜枣2粒，干剑花1朵，百合20克，南北杏10克，红枣10粒，玉竹20克。
【做　法】猪骨与姜片放锅中，将汤料一起放进锅，加入适量清水，炖一个半小时即可。

【护士说】有一次在商场逛街，一进门就有一个关于某大品牌排毒茶的摊位，我们一进去，销售员就拉着我们推销，说什么女生应多排毒养颜一类的话。我倒是没什么，身边的同事已经痴迷了起来，赶紧到摊位前看，都纷纷想掏腰包买排毒茶。

我赶紧制止她们，把她们拉到爷爷家。因为爷爷自小就有给我排毒的习惯。都是生活中很简单的方子，而且不像排毒茶那样，药性强烈。在我劝说下，同事们决定试试。

爷爷知道大家就是想要排毒美颜的方子，也不吝惜，给同事们分享了几个原来我经常在用的食疗方。一个是清心猪骨汤，一个是玫瑰饮。玫瑰的美颜功效同事们都知道，只是不知道玫瑰泡水能有排毒的功效。至于另一个清心猪骨汤，爷爷倒是认真地解释了一下功效。因为猪骨本身就是猪的脊椎骨，含有丰富的骨髓，对驻颜十分有效。另一个主料是剑花，剑花能清心润气，疏通肠道。因此经常饮用清心猪骨汤对身体排毒和养颜很有功效。

【爷爷说】除了上述五道汤膳之外，在我们日常食用的蔬菜中，其实也有很多具有良好解毒功用的食物。例如，西红柿就具有清热解毒，利尿消肿，化痰止渴作用；丝瓜能解毒活血；黄瓜和竹笋能清热利尿；芹菜可以清热利水。同时，就连日常多喝清水，也对排毒解毒也有莫大功用，因为温开水在中医药理上能除火、消炎、解毒,可以帮助我们的身体清除胃肠内的毒素,进而起到预防胃癌、食管癌等消化系统疾病的效用。

4. 除宿便清肠胃很简单，三款食疗多见效

宿便，是指我们肠道内停滞超过 5 天仍旧没能排出的陈旧粪便。宿便难清，是现代人普遍存在的一个通病，因为并非每天能上厕所就代表宿便能清除干净，因为宿便多藏于肠道内隐蔽的地方，我们的肠壁某部位向外发生袋状膨出而形成肠憩室时，肠内容物就容易溜进去而积存于憩室内，久而久之便成了停滞之物，难以排出，这就是宿便的形成过程。

宿便的形成原因很多，一方面与人们不规律的饮食习惯有关，另一方面多是因为现代人饮食越来越精细，对于粗粮或者纤维质重的食物不喜好所致。尤其是都市白领，摄入高纤维食物少，长期坐在办公室，长此以往就容易引起毒素、重金属残留在肠道褶皱中积累，更易造成脂肪局部堆积，形成宿便。面对宿便问题，很多现代人尤其是女性，会采用药物、节食，甚至导泄的方法来医治，但是无论是药物排便还是节食都会对身体机能造成一定程度上的损害，因此这里介绍几款天然、温和、无副作用的食疗，希望帮助大家解决宿便难清的问题。

【偏方一】干桑椹拌砂糖。

【食　材】干桑椹末 300 克，白砂糖 500 克。

【做　法】先将白砂糖放入锅中加少许水，用文火煎熬至拔丝，加入干桑椹末，调匀。放置于平直的容器之上，待稍凉，糖浆结实后，将糖切成小块，即可食用。

【功　效】滋补肝肾。用于肝肾阴虚引起的便秘。

【偏方二】土豆甜泥。

【食　材】土豆 1000 克，蜂蜜适量。

【做　法】将土豆清水煮熟后捣烂成土豆泥，再把土豆泥放入锅中煎熬至黏稠，拌入适量蜂蜜，再煎熬至黏稠，即可食用。

【功　效】健脾益气。可用于气虚引起的便秘。

【偏方三】苏麻粥。
【食　材】苏子、麻仁各15克，糯米适量。
【做　法】上述三种原料加水共煮粥。
【功　效】理气，通便。可用于气滞引起的便秘。

【护士说】黄小姐是一品牌护肤品的销售店长，年纪31岁。有一次我去买护肤品，见她脸上长的色斑蛮深，闲聊之时，我便试探性地问黄小姐关于色斑形成的问题，问她是不是月经不调，她使劲摇头。又问她是不是子宫有问题或者有妇科病，她还是摇摇头，然后说她其实什么问题都没有，就是长色斑，估计是晒多了。我就奇怪了，她一天到晚在商场里，怎么会晒多了？于是，我便说估计她是宿便导致的色斑暗沉。

她立马激动了，说自己每天早晨都有排便的习惯，绝对不可能有宿便不清的问题。我说这要见了爷爷才知道，问她敢不敢打赌，她自然奉陪，还一心想着自己不可能有宿便。

爷爷一看黄小姐便知道我猜对了，黄小姐确实是宿便不清，导致湿毒内蕴，色斑浮现，黄小姐不肯相信，爷爷便认真地解释了一遍。其实每天排便不代表就能将宿便清除，因为宿便多藏在肠道的凹槽处或者隐蔽处，越不清，以后就越难清。爷爷最后给了黄小姐三款食疗，分别是干桑椹拌砂糖的零食方、土豆甜泥的甜品方和苏麻粥这一主食方。

一个多月后，我再去逛商场，发现黄小姐脸色白里透红，之前缠人的色斑大多都淡下去了。

【爷爷说】想要轻松清除宿便，除了配合食疗之外，更重要的是健康的饮食和适当的运动。首先要养成良好的排便习惯，每天早上或者晚上定时排便。要多吃蔬果以及红薯、玉米等纤维素较多的食品，多进行打球、慢跑、跳绳等运动有助于保持大便通畅，同时要合理安排工作，避免工作压力过大，过分紧张，要注意劳逸结合。

5. 治疗胃寒痛，艾叶炖鸡蛋可多吃

中医认为，胃寒是指胃受寒邪侵袭，导致胃中阳气虚损，阴寒偏盛的病理变化。多由于脾阳虚衰，饮食生冷，或者寒邪直中所致。胃寒的患者，多伴有胃脘疼痛，呕吐清涎，口舌干淡，喜食热饮的症状。

胃寒痛是生活中的常见疾病，下面这条食疗古方对于胃寒的治理，效果较好。

【偏方名】艾叶炖鸡蛋。

【食　材】艾叶30克，鸡蛋2只。

【做　法】将艾叶切碎捣烂，鸡蛋拌匀，把艾叶放进碗里和蛋液一起搅拌均匀。然后热锅下油，将艾叶蛋液炒至半熟，发出香味之后，便加入适量清水，待之重新滚沸即可饮用。饮用的时候，一定要注意渣水共服，多吃艾叶渣。

【护士说】生活中，很多人都会有胃痛的烦扰，但是很多人总是自以为了解自己，无论什么胃痛都买同一款胃药，或者吃同一款汤药。其实，胃痛的成因有很多，不可千篇一律的治疗。

以前就有一位这样自以为很懂的患者，因为胃痛，道听途说地认为小洋芋能够和胃，于是每天吃好些小洋芋，结果胃痛没有停止，反而因为消化困难，加重了脾胃的负担。最后实在没办法就来找爷爷帮忙。爷爷问他胃痛的症状如何，他说自己有胃脘痛的迹象，平日里总是觉得口干口淡，要喝热饮和甜饮。爷爷断定他是胃寒，而不是胃酸过多，因此吃洋芋其实并不适合，应该吃补阳养胃之品，于是让他赶紧回家多煮艾叶炖鸡蛋来吃。

爷爷解释说很多人都以为胃痛都是一样的，不外乎是胃溃疡、胃酸过多之类的，但是不同的胃病就有不同的治疗方法，所以一定要切忌乱吃药。

【爷爷说】艾叶具有散寒止痛、温经止血的功效，有抗菌、保护胃黏膜、利胆以及缓解平滑肌痉挛的作用，因而对于寒性便秘也有较好的作用。同时还可以治疗心腹冷痛、泄泻转筋、久痢、吐衄、下血、月经不调、崩漏、带下、胎动不安、痈疡、疥癣等疾病。

6. "积食"不用怕，三大偏方帮你忙

积食，是中医上常见的生活病，也是一种肠胃病。指的是饭食过量，损伤了脾胃，导致消化不良，食物久久停滞在脾胃之中，引发腹胀腹痛，又难以排便的病症。积食，一方面反映出饮食不规律对肠胃造成的伤害，另一方面也反映了脾胃、肠道等消化器官的运作不畅。由于积食的主要原因是患者长期饮食不当，因此，养成正确规律的饮食习惯，同时配合科学合理的食疗对积食有很大的作用，既能帮助人们预防积食，又能缓解和治疗积食的痛楚。

【偏方一】萝卜排骨汤。
【食　材】猪骨头300克，白萝卜500克，胡椒粒10克。
【做　法】白萝卜切块，猪骨头焯水去油后，与白萝卜、胡椒共同放进锅中，炖煮一个半小时即可。

【偏方二】三果茶。
【食　材】苹果1个，龙眼30克，橙皮5克。
【做　法】橙皮切细条，苹果去皮切小块，将橙皮条、苹果肉块和龙眼肉置于杯中倒入沸水，泡半小时后代茶饮用。

【偏方三】山楂茶。
【食　材】干山楂30克，蜜糖适量。
【做　法】将山楂置入锅中，注入清水适量，煮半小时，加入蜂蜜或蔗糖适量，即可饮用。

【护士说】多年前，还在念书的时候班上有个大名鼎鼎的"海鲜控"。毕业旅游我们组织去厦门海岛玩的时候，新鲜的海鱼、青虾、螃蟹等海产不胜枚举。作

为海鲜控的男同学自然是秉承一贯的热情。当晚一顿饭，他就吃了将近1千克螃蟹。

第二天，我们都集中在酒店门口准备继续游览景点，可是久久等不到他的出现。

我们都死命敲门以为他出什么事了，结果他跑出来说自己拉不出大便，肚子胀痛，很不舒服。听他这么一说，同学们都哈哈大笑，我随后便明白他拉不出的缘故了，于是跟他细聊了几句。他说主要是肚子痛，好想排便，却一直排不出来，说继续这样的话，想到药房买泻药去。

我赶紧阻止了他买泻药的计划，立刻给爷爷拨电话，将他的情况跟爷爷说了一下。爷爷在确定他比较爱吃海鲜，吃东西也不节制的情况下，认为他有可能是积食。让我先给他买点苹果、龙眼和橙子，然后将苹果切块，龙眼取肉，橙皮切丝，泡在沸水里面半个小时给他喝喝看，再跟他说回家后多煮萝卜排骨汤和山楂水来喝。

等了一个小时，海鲜控的男同学喝下了爷爷叮嘱的三果茶，用不了几分钟便跑到洗手间，出来之后浑身轻松，说终于排便畅顺了。我还不忘跟他说爷爷的嘱咐：海鲜、辛辣等东西容易导致积食，造成肠胃不消化、肚胀、排便困难，让他在饮食上要有所节制。

【爷爷说】患者之所以会出现积食的病证，其实归根到底是胃功能不好。因此，患有积食的人应该多吃以上三款食疗，因为山楂、白萝卜、苹果、龙眼等食物，不但可促进胃肠多种消化液的分泌，加快胃肠蠕动，增加消化吸收功能，同时可以避免胃腹胀痛、打嗝反酸、嗳气、便秘等的发生，还有顺气、祛湿、护肠胃等多重功效。同时，在我们的饮食中，要注意适当地节制，尽量不要吃太多猕猴桃、甘蔗、西瓜、蚌肉、螃蟹等食物，因为这些食物都属于酸性食物，会加重胃酸分泌。饮食要科学适度，早餐要吃好，贵精不贵多，要讲求营养，鸡蛋控制在一个之内，可以多吃粥、汤一类的流质类主食；午餐要吃饱，但是积食的人最好能将饱度控制在八分左右，既可保证工作精力，又不会造成对胃的负担；晚餐要吃少，这里说的少，不是节食般的不吃，因为纯粹的节食会更加伤及肠胃，晚餐的少，是和午餐相对而言的，因为晚上我们的胃酸分泌减少，肠道蠕动活性降低，吃得太饱，就会导致积食。

7. 鱼的功效大，"脑黄金"治疗老年痴呆

现代医学认为，引发老年痴呆症的主要原因是老年人体内缺乏乙酰胆碱。所谓"乙酰胆碱"，其实是人类体内神经元之间，用以传递信息的一种化学物质，是一种最主要的神经递质。由于老年人身体状况及神经脉络的变化，使体内的乙酰胆碱随着岁月的流失而渐渐缺乏，这样就直接影响了老年人的思维、记忆和全身肌肉的调控力，使老年人出现记忆力减退、反应迟钝、步履蹒跚等病态表现。

中医学认为，老年痴呆症患者应该多食用具有滋补肝肾，填髓健脑作用的食物，比如枸杞、核桃、芝麻、山药、紫菜、莲子、海带、黄芪、大枣、百合、红豆等药食两宜的食品。因为老年痴呆与年老肝肾亏虚，脑髓不充有关。所以，中医学家建议老年人把以上食品同小米、大米熬成粥，对强身健体、耳聪目明有一定的食疗作用。同时要注意饮食多样化，要经常吃蔬菜、水果，以获得充足的维生素和矿物质，注意补充海产品、食用菌和豆制类食品。尤其是淡水鱼一类的海鲜类食物，因为淡水鱼富含DHA。DHA是大脑细胞形成、发育及运作的物质基础，是我们平常说的"脑黄金"。老年人多吃淡水鱼，能够在平常饮食当中补充适量的DHA，可增强老年人的记忆与思维。

【偏方一】豉汁蒸白鲢。

【食　材】白鲢200克，豆豉适量，姜蒜适量。

【做　法】将白鲢开肚洗干净，豆豉和蒜蓉一起剁碎，铺在白鲢之上，将白鲢放入盘子中隔水清蒸，15分钟后即可食用。

【偏方二】葱爆鲶鱼。

【食　材】鲶鱼200克，姜葱适量。

【做　法】将鲶鱼洗干净备用，葱切段，姜切丝，先用姜丝热锅，后放入鲶鱼，香煎至半熟后，加入酱油、香油等调味，放入少量清水，加入葱段，盖上盖

子焖焗 10 分钟即可食用。

【偏方三】焖焗鳙鱼。

【食　材】蒜头数颗，鳙鱼 250 克，姜葱适量。

【做　法】将蒜头整个拍扁，和姜片一起下锅，香煎蒜头几分钟之后，放入鳙鱼，不断热炒，等鳙鱼七成熟之后，放入调味料和葱段，盖盖子焖焗 20 分钟即可。

【护士说】和爷爷在小区散步的时候，发现一位老人，晃来晃去，总是不知所以，爷爷看了会，认为他可能有点记忆力衰退，甚至有老年痴呆的可能，于是我们紧紧跟在他后面，担心他会出什么事。结果不到十分钟，他的子女就找来了，说已经找了父亲很久。

爷爷见状，赶紧给老人的儿子提个醒，说让给老父亲多吃点"脑黄金"。刚开始，儿子听我们说脑黄金还以为我们在给某大品牌卖广告，爷爷赶紧解释说老年痴呆症患者或者记忆力衰退严重的老人可以多吃活鱼，尤其是鱼脑袋，那就是脑黄金，能够补充 DHA，没病能预防，有病能治病，对老人痴呆是最好的，而且本身鲜鱼就是全家老少都适合的营养食物。

儿子一听这么说，总算是放下了心头大石，答应以后回去多给老父做鱼类菜式。

【爷爷说】我国淡水鱼产十分丰富，而且品种众多、价廉物美，患有老人痴呆症的老年人应该多选择鳙鱼、鲶鱼和白鲢这三款脑黄金含量最高的鱼类来食用。因为，脑黄金在受热或者见光的情况下容易氧化，因此，一定要选择新鲜活鱼，千万不可贪小便宜买冰鲜鱼。冰鲜鱼由于已死，加之经过冷冻处理，脑黄金的存量是所剩无几的。所以，在平日的生活饮食中，多做鱼头汤等食物也是极好的。鱼头是鱼身上最好吃的部位，鱼头肉、鱼眼、鱼唇是鱼头精华之中的精华，而鱼脑、鱼眼中还含有丰富的 DHA，做成的鱼头汤不但味道鲜美，油而不腻，更能预防老年性痴呆，同时对胎儿或儿童健脑，增智都极为有效，可以说鱼是、老少咸宜的佳肴。

8. 口腔溃疡很常见，轻松一步可解决

口腔溃疡，是指在口腔黏膜上出现米粒至黄豆大小，成圆形或卵圆形溃疡面的一种浅表性溃疡病症。

从中医的角度上讲，引发口腔溃疡的原因主要有六个。第一是燥火内盛，易伤津液，津液伤则炎生，口疮易发；第二是饮食不节，致火热内生，以损伤心肺的阴津，导致口腔发炎；第三是肾虚阴亏，阴液不足，虚火内生，以致口疮；第四是思虑过度，五志郁而化火，心火下移于小肠，循经上攻于口，均可致口舌生疮；第五是久病内虚，水湿不运，郁久而化热，湿热上行而化口疮；第六是先天不足，脾肾阳虚，寒凝血瘀，以致口舌生疮。总之，口腔溃疡主要是外感六淫燥火，治病主因是内在腑脏热盛，尤其是心脾燥火所致。

【偏方名】姜水漱口。

【药　材】生姜100克。

【做　法】将生姜捣烂，隔渣后磨研成细末，将生姜粉末溶于水中，早午晚分3次用以漱口，一般用到6~9次，口腔溃疡便可收敛。

【护士说】杨小姐是一位客服经理，经常要交际应酬，但是前些日子她的工作并不顺利，原因是她的口腔溃疡。得了口腔溃疡之后，在饭局上，这个不能吃、那个不能碰不说，重点是完全不能沾酒水，尤其是白酒、洋酒等度数稍高的酒类，一喝，口腔里的溃疡就如火烫般疼痛，而且第二天起来连刷牙都痛。

杨小姐赶紧来找爷爷帮忙，说她已经尝试过西瓜霜一类的喷剂，不管用。爷爷就教了她一个非常简单的方法，那就是用生姜水嗽口。买一些生姜回家，将生姜捣烂，再将其泡于水中，早午晚用来漱口，定可改善口腔溃疡。

杨小姐如法炮制，大概一周左右，口腔溃疡便缓解消除了，重新回到了饭局之上，为工作努力。

【爷爷说】生姜是我们日常生活饮食中不可或缺的一种调味品,同时还具有很丰富的营养价值。生姜富含挥发油、姜辣素等成分,能够兴奋神经系统的同时,又能促进血液循环,刺激胃肠道消化液的分泌,有加强肠胃道消化功能的作用。俗话说"冬吃萝卜夏吃姜",夏天在饮食中多加入生姜,能够养神醒脑,更可疏风散寒,防止肚腹受寒而致寒邪入体。由于挥发油能杀菌解毒,生姜嗽口有发汗解表、温胃止呕、解毒三大功效。因此,多用生姜嗽口,便能消除体内停滞的热毒寒邪,从而治疗口腔溃疡。同时,口腔溃疡患者在日常饮食中还要多加注意,不能吃辣椒、醋、葱、八角等辛辣刺激性的调味品,因为这些食物会刺激脾肾,使口腔溃疡创面进一步扩大。

9. 四款茶饮，对付慢性咽炎效果好

　　慢性咽炎是一种常见的疾病，指的是咽黏膜、黏膜下及淋巴组织出现炎症的一种慢性疾病。此病多出现在成年人身上，儿童也会出现，但是情况较少。而且是局部性病发，全身性的不适及病症较少，主要表现为咽部不适感，总感觉喉咙里头有异物，咽喉处的分泌物不易咯出，咽部明显发痒，咳嗽有灼烧感、干燥感或刺激感，严重者甚至吞口水也会微痛。患者经常会在晨起的时候出现刺激性咳嗽或恶心症状，多数患者伴有习惯性的干咳及清嗓子咯痰动作。严重的患者用力咳嗽或清嗓子会引起咽部黏膜出血，造成分泌物中带血。

　　中医认为，慢性咽炎是"虚火喉痹"的表现，主要致病原因是肺肾阴虚导致的虚火上升、咽喉失养。

　　【偏方一】罗汉果茶。

　　【药　材】罗汉果1个。

　　【做　法】将罗汉果敲开成小块状，置于杯子中，倒入沸水，冲泡10分钟后即可，代茶饮用。

　　【功　效】止咳化痰，清肺润喉。主治肺阴不足的慢性咽炎。

　　【偏方二】双根茶。

　　【药　材】板蓝根15克，山豆根10克，胖大海5克，甘草10克。

　　【做　法】将上述材料放于保温瓶中，用沸水冲泡，盖闷20分钟后即可当茶水饮用。

　　【功　效】清热，解毒，利咽适合慢性咽炎导致喉咙疼痛的患者饮用。

　　【偏方三】橄榄茶。

　　【药　材】橄榄4颗，绿茶2克。

【做　法】将橄榄切成两半，连核与绿茶冲入开水，加盖闷 5 分钟后即可饮用。

【功　效】适用于慢性咽炎、咽部异物感的患者饮用。

【偏方四】山楂茶。

【药　材】生山楂 25 克，丹参 20 克，夏枯草 10 克。

【做　法】将上述药材置于锅中加水煎 30 分钟后，隔渣取汁饮用。

【功　效】活血散结，清热利咽。适用于慢性咽炎和咽喉淋巴增生者饮用。

【护士说】弟弟早上起来总是恶心干呕，一漱口就使劲地想呕吐，而且咽喉一直犯痰，对工作影响很大。本来他自己不觉得应该治疗，大多就是喝喝茶、清清喉咙的，但是有一次他的工作碰钉子了。因为他在政府单位上班，而自己喉咙一直有慢性咽炎，一般接电话的时候都会先干咳几声，清清喉咙。结果有一次，是直属领导给打的电话，弟弟如是干咳几声，领导便发火了，说弟弟久久对着电话不出声，还清喉咙，明摆就是一副不耐烦的样子。

自从这次之后，弟弟很是紧张，赶紧找爷爷帮忙。爷爷明白弟弟的情况，但是对于他这种烟酒过多的人而言，慢性咽炎不是很容易根治的，归根到底抽烟和熬夜会影响到咽喉。有见及此，爷爷便给弟弟拿了好多药，都是橄榄、山楂、罗汉果等普通药，让弟弟平日里多用这些药材泡水喝，时间长了，能慢慢改善慢性咽炎，但更重要的还是戒烟。

弟弟就每天早上起来喝罗汉果茶或者橄榄茶，不到一个月，他的慢性咽炎再没发作了。

【爷爷说】上述四个偏方中，橄榄茶和山楂茶多喝无碍，至于病情较为严重者，可以每天按时用罗汉果泡水来代茶饮，因为罗汉果有润肺止咳，生津止渴的功效，适用于肺燥咳嗽、伤津口渴和慢性咽炎等病，还能润肠通便，加上副作用少，可以放心饮用。但是由于罗汉果味甜，很多糖尿病患者就望而却步。爷爷特意提醒，罗汉果味甜，是因为罗汉果本身含有比蔗糖甜 300 倍的甜味素，但是罗汉果的甜味素不会产生热量，不会引起身体内糖分的转化，因此，糖尿病患者也可以放心饮用。另外，还有一个要注意的地方，就是偏方双根茶中的板蓝根。虽然说板蓝根具有杀菌消炎的功用，对于慢性咽炎效果好，但是由于板蓝根性寒，因此体质虚寒的患者不宜多喝，如果胃寒的人喝多了板蓝根可能会导致胃痛等副

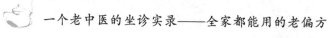

作用。尤其是儿童，因为儿童的脾胃功能尚未健全，多服板蓝根容易引起消化不良。上述四个方药的提供，希望患者能够对症下药，不要盲目用药，这样才能达到真正治愈的目的。

10. 甲亢患者要多吃佛手粥和什锦豆腐

我们俗称的甲亢，病名是"甲状腺功能亢进症"，指的是甲状腺功能亢进（或）甲状腺激素增多，进入人体循环血后影响全身组织和器官，造成机体的神经、循环、消化等系统异常兴奋性增高和代谢异常加快的一种疾病。患者一般容易饥饿、食量大，面黄肌瘦，而且经常出汗心慌，心率增快，严重者更有肌肉萎缩的症状。

中医认为治疗甲亢，应该从疏肝解郁、理气化痰、活血祛瘀三个方面入手，同时要配合食疗，注重患者身体内在的调理，经滋阴养血和补益元气为主，侧重调理内部脏腑功能，自内而外地恢复机体各个系统的正常功能，尤其应该注意恢复人体的免疫功能。

【偏方一】佛手粥。

【食　材】佛手10克，海藻20克，粳米100克，红糖适量。

【做　法】将佛手用适量水煎汁去渣，再加入海带、粳米、红糖煮成粥即成。

【偏方二】什锦豆腐。

【食　材】豆腐2块，西红柿100克，黑木耳、豌豆、胡萝卜等各20克，葱姜适量。

【做　法】将豆腐、西红柿切块。油下锅，将黑木耳、豌豆、胡萝卜等材料先爆炒，再放入西红柿和豆腐，加入调味料，加清水50克，焖焗20分钟即可食用。

【护士说】有一次，我跟爷爷聊天，问起他有没有最难忘的患者。爷爷说，以前有一位甲亢患者。我当时不以为然，认为甲亢不是什么大病，犯不着太过难忘。结果爷爷说，很多身患重症的人来找过他，但是他确实没有多深刻的印象。

但是那位甲亢患者不同，因为他很穷，没有钱去医院治病。加上家庭负担重，那个男孩一直没有得到适当的治疗。因为甲亢需要活血祛瘀、疏肝解郁，要是大补血气，一些名贵的药材也是免不了要买的。但是男孩家穷，负担不起太贵的中药，爷爷想送点中药给他治疗，他打死也不肯接受，就是这样，给爷爷留下深刻的印象。

为了帮助男孩，并且维护男孩的自尊心，爷爷苦心钻研，从药食同源的角度上，研究出佛手粥这味食疗方，希望能够帮助到男孩，同时，建议男孩多吃什锦豆腐，价钱便宜而且制作方便。

爷爷只是抱着一试的心态，没想到，男孩说佛手粥和什锦豆腐还真的有效，自此，男孩便常来看望爷爷，感谢当年他的帮助。

【爷爷说】由于甲亢患者食量大、代谢快、消化不良、营养不足，因此，上述两味食疗主要为患者提供温和营养。对于甲亢情况严重的患者，还可以适当饮用甲亢汤，取麦冬、茯苓、山药各 12 克，生地、玉竹 20 克，白芍、当归、海藻 15 克，黄芪、生牡蛎 20 克，枸杞子 10 克，夏枯草 60 克。水煎后隔渣服用，能够健脾补血，对甲亢有着良好的治疗效果。

11. 治疗嗓子干痒痛的四大经典食疗汤

咽喉是肺的门户，呼吸的通道。中医认为外界燥邪侵犯肺部，津液耗伤，清肃失司，所以治疗嗓子干痒的问题，应该从滋养肺阴，清除燥邪入手。日常预防嗓子干痒，不妨选择一些饮品来保护嗓子，治疗咽喉疼痛等问题。

由于工作压力、熬夜加班、饮食不当或者烟酒过多等因素，有的人会不时有嗓子干痒疼痛的症状，一般人认为嗓子干痒就是喉咙痛，大多因为上火燥热引起，因此不加重视，或者只吃点清燥热的汤膳便算了。但中医认为，嗓子干痒疼痛，不一定都是燥热惹的祸，很多时候，外界的燥热邪毒侵犯了肺脏，导致肺失滋润，就会出现咽喉发干疼痛、嗓子发痒的症状。因此，要解决嗓子干痒疼痛的问题，首先要从内部调养入手，应该滋养肺阴，清除燥邪。

【偏方一】雪梨荸荠汤。
【食　材】雪梨 2 个，荸荠 10 个。
【做　法】将雪梨和荸荠去皮切块，加水煮 30 分钟后，加入冰糖少许调味，即可饮用。

【偏方二】罗汉果茶。
【食　材】罗汉果 1 个。
【做　法】将罗汉果敲成小块状，开水泡服即可。

【偏方三】桔梗茶。
【食　材】桔梗 15 克，甘草 30 克。
【做　法】将桔梗和甘草洗净，放于杯中，开水泡服。

【偏方四】萝卜生姜饮。

【食　材】萝卜半个，生姜适量。

【做　法】分别将生姜和萝卜捣烂，取其鲜汁，不加煎煮，混合鲜汁后饮用，可适当加入砂糖调味。

【护士说】婷婷是我们医院的院花，连续几年的联欢晚会都是由婷婷代表我们医院参加演出的，去年也不例外。但是去年婷婷在练习的时候郁郁寡欢，而且歌唱水平也一般，让很多领导有所失望。

婷婷便急着来找爷爷，说自己是老觉得嗓子干痒，吃什么喝什么都无济于事，演出在即，希望爷爷能给她开一点调理的药方，先撑着。爷爷看了看婷婷的症状，认为婷婷不过是燥热邪毒侵犯肺脏，并无大碍。于是给婷婷了一套食疗方。早上起来，喝萝卜生姜饮，既暖胃又润喉，白天多喝罗汉果茶或者桔梗茶，晚上则喝雪梨荸荠汤。

结果到了演出当天，婷婷果然声线甜美，她说按照爷爷的食疗方用汤之后，之前嗓子干痒的感觉都没了，还觉得喉咙甜滋滋的。我便加了一句，喉咙过甜容易犯痰，让她要是觉得食疗饮较甜，可以不加白糖调味。

【爷爷说】嗓子是我们最重要的发声器，必须多加养护。偏方一中的荸荠能够止渴解毒，温中益气，与雪梨共煮，可以防止梨的寒性伤胃。如果患者有慢性咽炎症状，还可以直接将荸荠打碎取汁液后直接服用。偏方二的罗汉果能清肺利咽，润肠通便，其对于咽喉肿痛、嗓子干痒有很好的疗效，但是爷爷建议，有便秘或者排便不畅的人可多饮用偏方二，对于有腹泻症状的人可选择其他方子，因为罗汉果通便，因此不利于腹泻患者的保健。第三个偏方中的桔梗有宣肺祛痰，利咽排脓的作用，和甘草同用的话，可以用甘草来泻火，用桔梗来宣肺，使患者热气得泄，有利于咽喉干痒疼痛症状的减轻。偏方四中侧重用生姜和白萝卜，白萝卜能够去热止咳，生姜能够理气止呕、化痰驱寒，两者同用，既有化痰止渴的作用，又能滋润脏脾，可以有效治疗急慢性咽喉疼痛、失音等疾病。

12. 每天一杯陈皮水，治愈过敏性鼻炎

过敏性鼻炎在现代医学上称为"变态反应性鼻炎"，尤其在换季时节，过敏性鼻炎更加频发，如伴有呼吸道变态反应，发病时间长的严重病患者可并发鼻息肉，会严重影响人们的生活质量和工作效率。

中医学上，将过敏性鼻炎定义为鼻鼽，是指由于个人的体质差异，有外感邪毒侵犯到鼻窍而导致患者出现阵发性鼻痒以及连续不断打喷嚏的一种疾病。中医认为过敏性鼻炎是由火热侵及阳明所致，有寒热之分，主寒的患者，多因肺脏蓄冷、肾寒却补、脑冷肺寒等原因引起；而主热的患者，多由心火邪热，燥侵脏腑所引起。在日常生活中，肺脾肾阳气亏虚的患者，一旦抵抗力不足，沾染风寒、花粉、不卫生的食物或者饮食不当，都会触发阵发性鼻痒、喷嚏、清涕长流，且反复发作。

【偏方名】陈皮水。

【食　材】陈皮 10 克。

【做　法】将陈皮切成丝，加入沸水，置于杯中，闷泡 10 分钟即可饮用。饮用时可嚼食杯中的陈皮，连渣带水服用。

【护士说】安女士是个鼻子很敏感的人，不是说她多能辨别气味，而是只要一到冬春换季或者接触到尘埃多的环境，就会不停地打喷嚏，鼻炎发作。有一次，安女士要见客户，不料客户身上的香水味正好成为了安女士鼻子过敏原，安女士和客户没聊上两句便喷嚏不已。

刚开始，客户也体谅她的鼻炎没怎么计较，可是后来，当安女士一直打，客户便觉得奇怪了，最后安女士不得不说出自己鼻子对香水也敏感的原委。客户便觉得不高兴了，认为公司明知道自己是女性，肯定会喷香水，还特意叫一个对香水敏感的安女士来应酬，是对自己的不尊重，于是这个单子安女士没有签下来。

安女士的问题放到自己身上，是个难以解决、影响重大的大问题；结果放到爷爷手上，竟成了一杯陈皮水就能解决的小问题。

　　安女士按照爷爷的吩咐，定时饮用陈皮水，不出一个月，过敏性鼻炎居然好了很多，除了严重的花粉之外，对香水、尘埃等几乎不过敏了，连她自己也觉得很神奇。

　　【爷爷说】陈皮，是大家熟悉的干燥后的橘子果皮，放置的时间越久，药效就越强。在中药医理上，陈皮是一味临床常用的中药，具有抗过敏的作用，有助预防鼻炎复发所致的鼻痒、流清涕等。需要注意的是，虽然陈皮是橘子果皮，但是在治疗过敏性鼻炎过程中，大家不能直接用新鲜的橘子皮来代替陈皮，因为二者的药效和功用大有不同。

13. 两菜两汤一零食，助你告别"老慢支"

"老慢支"，是人们对于长期患有慢性支气管炎患者的一个俗称。老慢支根治难，因此，患者一方面要定期接受药物治疗，另一方面也应该多采用食疗方法，以药食互补的原理，多加调理。尤其是体质较差的患者，如果能在用药的过程中，配合采用合理科学的食疗方法，可以有效改善体质，对病情大有帮助。

【偏方一】银杏鸭。

【食　材】菜鸭1只，银杏5克，葱、姜适量。

【做　法】菜鸭整只洗净，放入姜、葱、烧酒、盐等腌制2个小时，银杏去壳备用。将腌制好的菜鸭整只放到蒸笼上，往鸭肚子里塞进银杏，隔水蒸熟即可食用。

【功　效】平喘化痰。适合老慢支咳喘、痰多者。

【偏方二】柚子鸡。

【食　材】公鸡1只，柚子半个，姜、葱适量。

【做　法】将柚子果肉塞入鸡肚子里，将整只鸡放入搪瓷锅，加葱、姜盐等调味料，再上笼蒸熟。

【功　效】消食化痰。

【偏方三】虫草老鸭汤。

【食　材】鸭1只，冬虫夏草5克，葱片适量。

【做　法】将鸭洗净放入锅里，再放入冬虫夏草和姜，并加适量清水炖一个半小时，使鸭肉酥烂。

【功　效】健肺补肾。适用于咳喘、气短、支气管炎等患者。

【偏方四】黄芪红枣汤。

【食　材】黄芪 12 克，红枣 15 颗。

【做　法】将黄芪和红枣放进锅里，加适量水煮约半小时。

【功　效】益气祛风。适用于老慢支、反复感冒者。

【偏方五】生姜胡桃仁。

【食　材】胡桃仁 15 克，生姜 4 片。

【做　法】将胡桃仁和生姜碾碎，混合均匀，平日里经常咀嚼食用。

【功　效】补肺益肾，平喘止咳。适用于肺肾两虚久咳痰喘的支气管患者。

【爷爷说】在中医的俗话里有"药食同源"这么一说，说明食物除了本身的营养价值之外，不同的食物对于人的身体机理调治会起到不同的效果，适当的食物，对于特定的患者而言，不仅能治病，还能防病。对老慢支患者来说，应该饮食清淡，多吃些新鲜蔬菜、水果，同时也要少吃冷饮、冰西瓜、冰淇淋、鱼生等生冷食物。也要避免食用像带鱼、青虾、螃蟹、老母鸡、鸭、鹅等一类过敏原食物，这些食物在中医医理当中属于"发物"，意思是这些食物可能会触发体内的炎症和毒素，将不利于老慢支治疗。此外，有研究表明，老慢支患者适当食用薏苡仁、白木耳、黑木耳等，可以有效提高自身的免疫功能。

14. 糯米粥多吃多健康，缓解哮喘好偏方

　　哮喘，是一种常见的多发性呼吸系统病症，根治难，影响大，主要表现是患者会出现发作性喘息、气急、胸闷和咳嗽，严重者还伴有胸闷、呼吸困难的症状。发病症状多在清晨或夜间比较明显，如患者接触到花粉、宠物毛发或者尘埃较多的环境或特定气味后，就容易发作。造成哮喘的因素很多，主要是遗传因素和过敏因素。遗传因素引起的哮喘，主要原因是家族中有哮喘或较为严重过敏性疾病的亲属，尤其是直系亲属，遗传几率比较高。过敏性因素是指患者本身是过敏性体质，容易对生活常见的空气传播性变应原，例如螨虫、花粉、宠物、霉菌等过敏原敏感，有的患者甚至对坚果、牛奶、花生、海鲜类等食物过敏，由于过敏造成的喘息，初期表现一般是过敏性鼻炎或者皮炎，但是鼻咽本一脉，当过敏性鼻炎发展严重后，很容易导致过敏性哮喘的发生。

　　【偏方一】冰糖糯米粥。

　　【食　材】糯米 100 克，冰糖适量。

　　【做　法】将糯米放入锅中煮成粥，熟透后加入冰糖调味，即可食用。

　　【适用人群】肺气虚弱导致气急哮喘的患者。

　　【偏方二】蛤蚧糯米粥。

　　【食　材】蛤蚧 1 只，糯米 50 克，党参 10 克，姜片适量。

　　【做　法】先将糯米煮成稀粥，蛤蚧切块，与党参、姜片一同放于糯米粥中，熬煮一个小时后即可食用。

　　【适用人群】适合肺肾亏损的哮喘患者。

　　【偏方三】鲤鱼糯米粥。

　　【食　材】鲤鱼 1 条，糯米 200 克。

【做　法】将鲤鱼去鳞，纸裹烤熟，去刺后研磨成细末，糯米煮成稀粥后拌入鲤鱼的细末适量，空腹食用。

【功　效】平肺止嗽。适合持续咳嗽的气喘患者。

【护士说】气喘气短，是让很多人烦恼的问题，尤其是小孩子患上气喘，那更是让家长寝食难安。有一次陪侄女到幼儿园参加小小运动会，侄女拉着她的好同学欣欣来和我玩，我说玩捉迷藏，欣欣摇了摇头，我说玩老鹰抓小鸡，欣欣也摇了摇头。我刚开始觉得她挺难相处的，可是她的家长告诉我，欣欣可喜欢这些游戏了，只是因为欣欣患有哮喘，玩不了跑动的游戏，他们也很无奈。

有见及此，我当然是带着欣欣和她的家长来找爷爷了。爷爷说欣欣的哮喘不严重，可以通过食疗来治理。于是告诉了欣欣的妈妈几个食疗方，让她无论如何都要坚持每天给欣欣食用。一个是鲤鱼糯米粥，做法有点复杂，可是见效很好；一个是冰糖糯米粥，做法简单点，但是对小孩的成效稍弱。

于是，欣欣的妈妈便坚持每天晚上细心地烤鲤鱼，去刺熬粥，经过了大概两个月的调理，侄女告诉我欣欣终于可以玩老鹰捉小鸡了，大家都为欣欣的痊愈感到非常高兴。

【爷爷说】蛤蚧能够补肾润肺，纳气平喘；鲤鱼则有健脾开胃、止咳平喘、利尿消肿的功效；糯米是家喻户晓的食品，具有补虚、补血、健脾暖胃的功效，经常食用对于脾气虚尤为有效。因此，以蛤蚧或鲤鱼与糯米同煮，能够有效缓解气急哮喘的症状。但是，糯米较难消化，因此，如果伴有腹胀、便秘等消化系统疾病的患者，则要间歇性食用，严重者可以将糯米换成大米，以同样的方法炮制蛤蚧粥和鲤鱼粥。至于冰糖糯米粥，比较适合肺气虚弱、体内燥盛的患者，能够平喘止咳，清润脾胃。

15. 两大药膳粥，治疗高血压

高血压，是指身体在静息状态下，动脉收缩或舒张压偏高的一种疾病，是现代社会中严重威胁人们健康的常见疾病。因为动脉压升高过多，多伴有心脏、血管、大脑和肾脏等多个器官及其功能发生变化，是一个危险性高的全身性疾病。现代医学研究表明，造成高血压的成因主要有四个：一是遗传性因素，如果家族中有高血压患者，尤其是直系亲属的话，那么遗传几率会有高达50%，只能靠后天饮食调理和药物控制。二是肥胖致病，随着生活质量不断提升，肥胖成为了一个趋势，体内脂肪量过高，对血管舒张形成压力，久之容易引发高血压。三是饮食习惯，主要原因是食用的盐分过多。四是年老体衰，随着年纪增长，老年人的血管会出现生理性硬化或疾病性硬化的症状，容易造成血管高压。

【偏方一】荷叶粥。

【食　材】荷叶1张，粳米100克，白糖适量。

【做　法】将荷叶洗净煎汤，将汤与粳米同煮成粥，调入适量白糖，即可食用。

【功　效】生津止渴，降压调脂。适用于高血压、高血脂、肥胖症患者。

【偏方二】荠菜粥。

【食　材】荠菜250克，粳米100克。

【做　法】将荠菜洗净切碎与粳米同煮粥，即可食用。

【功　效】清热解毒，利水消肿。适用于肝火盛的高血压患者。

【护士说】医院急诊室有个常客，是企业的大老总，因为患有高血压，加上难免应酬，老是隔三差五地跑医院来打点滴，降血压。有一天晚上，我看不过去，就和陈总聊了几句，他说高血压给他的生活和工作带来了好多影响，除了饮食方面要注意，最重要的还是不能喝酒，这多少影响了陈总的生意。

于是我带着陈总来找爷爷，爷爷看到是高血压的患者，说很简单，只要配合适当的食疗就可以了。陈总说他不相信食疗，因为之前尝试过很多芹菜水等传闻中的降压食疗，可是没效。爷爷便解释道荷叶粥和荠菜粥跟芹菜水的不同。另外，爷爷还说，可能并不是芹菜水没效果，而是陈总没有坚持，或者在服用的过程中，喝了烈酒，吃了甜食或者吃了高胆固醇的菜式，才会这样。陈总见自己的"恶行"被爷爷揭穿了，只好闷着头戒酒去。

隔了两个月，陈总又来了，我以为是爷爷的食疗不奏效，结果陈总说自己的高血压稳定了，这次是送另外一位高血压的朋友来医院的，今后也会将爷爷的偏方传播出去，让身边做生意的朋友都多多尝试。

【爷爷说】目前无论是现代医学还是中医学，对于科学治疗高血压都有了一定的研究。再讲一套日常保健，防治高血压的小知识，就是利用"早午晚"三个小细节抑制高血压。首先要学会"缓慢起床"。早晨醒来，不急于起床，先平复心肺，在床上平躺，舒张筋骨，伸一下懒腰，深呼吸十下，再慢慢坐起。二是"中午小睡"。高血压病患者最好在吃过午饭后稍稍活动，小睡半小时至一小时为宜，老年人也可延长半小时。因为午睡或者闭目养神可以放松神经，有效抗压，这样有利于降低血压。三是"晚餐吃少"。晚餐吃得太饱，容易导致胃肠功能负担加重、影响睡眠，不利于血压下降。因此，高血压患者在晚餐时应该尽量选择容易消化的食物，例如汤、粥等流质类的食物。平日里，高血压患者也可多喝水，尤其是老年人，在夜间不敢喝水，怕是晚上夜尿多，但其实进水量不足，容易使血液在夜间变得更加粘稠，促使血栓形成，更加不利于降血压。

16. 冬季萝卜小人参，菜篮子里的"万能药"

中国有句老话，叫"冬吃萝卜夏吃姜"，不明白中医药理的人都不明白，萝卜是寒性的，却在阴冷的冬天里吃，而姜是热性的，却在炎热的夏天吃。

萝卜性凉，能下气，消谷和中，清热生津，凉血止血。中医提倡大家在冬季多吃萝卜是有原因的，因为在寒冷的冬天，人们外感阴冷，运动量减少，同时身体上诸如汗水等外排性的分泌物也相对减少，久而久之，很多积聚在身体之内的燥热之气就会变得无处可排，难以发泄。燥热无法外排，则存积在我们的体内，造成肠胃、脾肾等脏腑受热，内感热邪，有碍健康。正因如此，冬季多吃萝卜，能够利用萝卜的凉性祛除我们体内的燥热，达到阴阳平衡之效。

下面介绍几款关于萝卜的有效食疗方。

【偏方一】鲜萝卜榨汁。
【食　材】鲜萝卜1根，甘蔗1小截。
【做　法】将鲜萝卜、甘蔗榨汁，取萝卜汁两份与甘蔗汁一份搅均匀，或加适量白糖水，直接饮用。
【功　效】治扁桃体炎。

【偏方二】萝卜酸梅汤。
【食　材】鲜萝卜250克，酸梅2粒。
【做　法】萝卜切成薄片和酸梅一起放入锅中，加3碗清水煎成1碗，去渣取汁饮用。
【功　效】治腹胀、积食、烦躁等症。

【偏方三】萝卜橄榄水。
【食　材】萝卜250克，青橄榄50克。

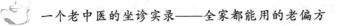

【做　法】萝卜切块和青橄榄一起放进锅里，煎水代茶饮。

【功　效】治疗流行性感冒。

【偏方四】萝卜羊肉煲。

【食　材】鲜萝卜250克，羊肉200克，鲫鱼1条。

【做　法】将羊肉切块，鱼去内脏，萝卜切块，加水共煮至熟。

【功　效】治虚劳羸瘦之证。

【偏方五】萝卜粥。

【食　材】鲜萝卜250克，粳米200克。

【做　法】萝卜切成小块，或捣成萝卜汁，与粳米同煮粥。

【功　效】治咳喘痰多、积食等症。

【偏方六】萝卜豆腐煲。

【食　材】白萝卜60克，豆腐250克，麻黄30克，杏仁20克。

【做　法】将麻黄、杏仁用新纱布包好，加清水与萝卜一同煮熟，后取出药包，放入切成块的豆腐继续煮10分钟。

【功　效】治疗喘息型支气管炎。

【偏方七】萝卜莲藕汁。

【食　材】萝卜1个，莲藕1条。

【做　法】萝卜、鲜藕捣烂取汁，以1:1的比例搅均匀，调匀服下。

【功　效】专治胃出血。

【偏方八】萝卜蜂蜜盅。

【食　材】萝卜1个，蜂蜜50毫升。

【做　法】萝卜去皮挖心，将蜂蜜倒进萝卜心中，隔水蒸熟，服用即可。

【功　效】治急、慢性支气管炎，肺结核。

【偏方九】萝卜炖鲍鱼。

【食　材】萝卜半个，鲍鱼1只。

【做　　法】先用上汤将鲍鱼焖熟透，入味后，加入已切块的萝卜，一同焖煮。

【功　　效】治糖尿病。

【护士说】有一位男同事，一到冬天就食不下咽，说是口中长了"沙"。长"沙"，其实是我们对口疮炎症的一种通俗说法，同事因为肠胃热毒难清，而导致口腔内壁上长满了大大小小的疙瘩，嘴唇内壁会起口疮，张嘴、刷牙和喝水都会产生疼痛感，就更加别说吃饭，或者吃火锅之类的了。我问同事因由，他说确实没什么，最近没有吃什么特别燥热的东西，更加没有麻辣火锅等，就是冬天初至，就会吃点进补的羊肉汤、猪骨汤的，但是就是特别容易在冬天长口疮。尝试了很多现代医学上的方法，终究还是没办法。

于是我把他带到爷爷那里，爷爷一看，说是没什么大病，就是体内燥热难清，爷爷让他多吃点白萝卜炖羊肉汤，一周能喝上三两次就没事了。同事一听就傻了，他就是怀疑自己因为羊肉汤喝多了，所以导致上火的，因此对爷爷的处方汤药很是怀疑。但基于爷爷是个老中医，他也不好问什么，回家就照办了。

结果一周下来，他冬季必犯的口疮，竟然全好了。我觉得很神奇，赶紧回家像爷爷讨教。

【爷爷说】在我们一般人的认识当中，冬天是寒冷的季节，因此会倾向于多吃羊肉汤等膳食，这是正确的。但是，外寒当中，我们体内还是会有由于平时饮食和作息所引起的燥热没有得到清除。在夏天，我们能通过排汗等外分泌系统将热毒外排，并且夏季我们都会下意识都多吃清热的汤品。而在冬天，我们却忽略了体内的热毒既不能外排，又没有清热的汤膳解毒，便会造成热毒内蕴，久之就会表之于外，形成口疮或者脸部痤疮。

萝卜性寒，在冬天多加食用，配合温补的羊肉熬汤，不仅能够巧妙地运用萝卜的寒性，清除我们体内的燥热，配合羊肉还能滋阴补肾，不会使整个汤品过于寒凉，实在是冬季进补清热的良药。

17. 想和睡觉打呼噜说再见，葱白枣仁不可少

我们日常讲的打呼噜，医学上的病名是"鼾症"，是一种普遍存在的睡眠现象。有的人误解了打呼噜的成因，将打呼噜看成是睡得香的表现。其实，这种看法是错误的，因为打呼噜是我们身体健康的大敌。打呼噜容易使睡眠呼吸短暂停止或者反复暂停，这样就会造成我们的大脑严重缺氧。世界上由于夜间打呼噜而呼吸暂停时间超过120秒发生猝死的案例也屡见不鲜，因此，对打呼噜要提高警惕，足够重视。

现代医学上，治疗打呼噜的方法比较多，大多是通过手术、仪器等方式改善人的鼻腔，以改善打呼噜的情况。但是，手术的疗效并非全都成功，由于每个人的体质不同，因此效果也会不一样。而且，手术及仪器物理治疗的费用也不低。因此，在这里给大家介绍两个简单、传统又有效的偏方。

【偏方一】嚼枣仁。
【做　法】每晚临睡前，取炒制过的枣仁100颗左右，慢嚼食用。

【偏方二】嚼葱白。
【做　法】每晚睡觉前取新鲜的葱白1根，慢嚼食用。

【护士说】有一位女同事，每天上班总是挂着一双熊猫眼，一副睡不醒的样子，多次受到领导的批评。我忍不住和她闲聊，便问道她是不是有失眠的困扰，她摇了摇头，说有病的不是她，而是她的老公。

同事说，自己的丈夫是公务员，有应酬，压力也大，结果晚上睡觉特别香。我听她这么说就奇怪了，既然丈夫睡得香，能有什么病呢？结果同事解释道，老公的呼噜打得特别严重。

我赶紧纠正她说，打呼噜不是睡得香的代名词，这是一种病。同事听到之

后，很紧张，赶紧就拉着老公去找爷爷。爷爷说，的确，打呼噜不是睡得香不香的问题，是一种呼吸道疾病，严重的会出现短暂性窒息，不容忽视。

同事赶紧向爷爷讨教。爷爷说，想要治疗打呼噜，只要准备两种东西就行了。一是枣仁，二是葱白。只要在睡前，生嚼这两种东西便可解决打鼾的问题。一般来说，女生多吃枣仁，男生不怕有口气的话，可生嚼葱白。

果然，一周左右，同事说自己丈夫的呼噜改善了不少，不会发出震耳欲聋的响声，她也睡得安稳了。

【爷爷说】形成打呼噜的原因很多，有的因为肥胖，有的因为烟酒过多，有的因为侧卧位导致呼吸不畅。在预防和治疗打呼噜的过程中，患者一定要配合科学的饮食和适当的运动，减轻身体的负担，才能更好达到治疗效果。另外，打呼噜不是一种难以根治的病症，很多人以为人累了才会打呼噜，因为一旦有工作压力就会复发，以为打呼噜是治不好的，就不去管它。其实，打呼噜是可以治疗的，每个人应该根据自身严重程度对症下药，采取不同的治疗措施，这样才能真正和打呼噜这种烦人的小疾病说再见。

18. 紫菜蛋花汤，赶走头痛不求人

目前，关于头痛和偏头痛的病理研究还没有十分明晰。以前，医学界认为头痛是与脑兴奋性增高、血小板功能异常、精神介质异常等因素有关。但是随着医学界对头痛的研究加深，大家发现，造成头痛的成因很复杂。例如，近年研究发现，镁离子的缺失或者含量偏低，对头痛的影响很大。通过实验检测，医学界发现，头痛患者普遍存在镁离子含量偏低的问题。因此，对于头痛的研究又翻开了新的一页。

另外，在起居饮食上，精神过度紧张、睡眠质量不高，或者长期饮用咖啡、食用腌制食品，烟酒过多等，也会引发头痛。

【偏方名】紫菜蛋花汤。

【材　料】紫菜 50 克，鸡蛋 2 个。

【做　法】将紫菜洗净撕开，连同少量虾米一同放进锅中，沸水煮 20 分钟后，淋入已经搅拌均匀的鸡蛋液，再盖锅煮 5 分钟，加入调味料即可食用。

【护士说】头痛，是困扰不少人的常见问题。梁先生就是一个长期性的偏头痛患者，他是一位教师，每天晚上备课都到 11 点左右，经常用脑，一直被头痛困扰，使得工作效率有所降低，严重的时候，甚至不能做事，只能闭目静养。

一开始，梁先生对头痛并未引起多大重视，认为这大概是睡眠不足所致的，只要睡够了就好。没想到有一次出差，经过舟车劳顿，他突然觉得头晕目眩，伴恶心呕吐，心烦口苦，胸闷纳呆，严重影响了梁先生接下来要参加的教育工作者研讨会。

为了解决头痛的问题，梁先生来爷爷家看病，希望爷爷指点一二。爷爷说，头痛和偏头痛是很多职场工作者都会面对的问题，梁先生之所以患上此病，最重要的原因是工作压力大，睡眠不足，加上脾胃虚弱，缺少应该有的阳气。因此，爷爷建议梁先生多吃紫菜蛋花汤，经常食用，紫菜中的镁元素能够补足大脑所需，可以缓解梁先生的头痛问题。

【爷爷说】紫菜性微寒，能清热利水，补肾阳，中医一直将紫菜用于治疗甲状腺肿、水肿、慢性支气管炎、高血压等病。食用紫菜蛋花汤治疗头痛，主要是因为紫菜和鸡蛋都是镁含量比较高的食材，紫菜里含有大量的镁元素，一直以来有"镁元素宝库"的美称。据统计，100 克紫菜就含有 460 毫克镁，1 千克鸡蛋也含 230 毫克镁。镁是预防和治疗头痛的有效元素，因此，头痛患者可以用紫菜蛋花汤来调理头痛病，健康人也可以多吃此汤，以达到预防头痛的目的。

19. 喝甘草，对肝好

抽烟喝酒、生活应酬、饮食不定时、睡眠不规律、熬夜加班等都是我们生活中经常出现的状况，也是对肝脏损害最大的坏习惯。但是，在体力透支、肝脏受损的情况下，基于生活工作的压力，很多人又不得不继续伤害下去，主要是因为大家没有意识到肝脏受损的重要影响。

肝脏，是我们人体内一个非常重要的脏器，主要功能有分泌胆汁，参与物质代谢，与红细胞的生成和破坏有关，与血浆蛋白及多种凝血因子的合成有关，与血液循环有关，与激素代谢有关，同时，又是一个必不可少的重要中转器、解毒站，我们日常所食用的食物和呼吸到的有害物质都会经过肝脏进行分解解毒，转化为无害物质，输向身体的各个部分，使有害物质经由尿液和胆汁排出体外。一旦肝功能不好，有毒物质不能在我们身体内进行有效分解，就会积聚在体内，轻者脸色暗黄，体力困乏，精神萎靡，重者会引发各种肝伤损的疾病。因此，补肝护肝对于我们来讲是非常重要的。

中医认为，肝主疏泄，疏泄功能正常则脸色红润，神清气爽。

【偏方名】甘草绿豆汤。

【食　材】绿豆 100 克，甘草 50 克，白糖适量。

【做　法】先用甘草加水煎液，去渣取汁，放进绿豆，煮 1 个小时，至绿豆烂熟便可加入白糖调味食用。

【护士说】肝主藏血生血。肝好则气色红润，肝不好，则容易偏黄暗淡。徐小姐在第一次怀孕的时候，由于身体虚弱，孩子在 6 个月大的时候流产了。医生说徐小姐肝功能不好，出血过多，需要紧急输血。作为徐小姐的丈夫，刘先生在这个紧要关头才意识到徐小姐身体的内部有问题。

在徐小姐身体稍微调理好之后，徐小姐还一直为了孩子的流产而郁郁寡欢，但是刘先生觉得孩子没了可以再要，关键是医生说的话：徐小姐肝功能不好，血气供养有问题，导致生产容易出现血崩的症状，即便以后继续要孩子，这也会是个急需解决的问题。

为此，刘先生带着徐小姐来找爷爷，希望在平日调养的前提下，给徐小姐补补肝。由于徐小姐刚流产，不宜用药过猛，因此，爷爷给她开了甘草汤。让她先调理身子。因为，甘草是一味对肝很好的良药，除了补肝去燥，还能清除肝脏上的病毒，有助提高肝功能。待徐小姐身体恢复得差不多的时候，还可以在甘草汤的基础上，加入适量绿豆。但是爷爷叮嘱刘先生一定要在徐小姐恶露全清之后才能喝，绿豆性寒，如果徐小姐恶露未清便服用会造成反作用。

【爷爷说】绿豆是清热解毒的佳品，而甘草含有甘草酸等有效成分，能够起到保肝补肝的功用。而且，长期饮用甘草水，甘草能通过改变细胞膜通透性来阻止病毒进入肝细胞，达到抗病毒的作用。另外，甘草还能集中附着在肝细胞内抑制乙肝病毒，因此，甘草是护肝养肝的一味好药，要熬夜或者烟酒过度的人不妨多喝甘草绿豆汤。如果时间有限，也可采用甘草泡水代茶饮用的便捷方式，养护肝。

20. 心悸，要补气

　　心悸，指的是患者自觉心脏跳动不舒适或有心慌感，心跳无端加快至气喘或惊恐的病症，尤以女性发病居多。心悸时，有的患者出现心跳加快，有的患者出现心跳减慢，并伴有前胸心前区胸闷不适的现象。不论是何种原因，只要会引起心脏搏动频率、节律发生异常的，均可导致心悸的发生。

　　中医认为，心悸属于中医医理中的"惊悸"和"怔忡"范畴。多数是因为气血虚弱、气滞血瘀、痰饮内停所致，多与睡眠不足、失眠、眩晕、耳鸣等症状并存。

　　【偏方一】黄芪粥。
　　【食　材】黄芪 50 克，粳米 100 克。
　　【做　法】粳米加水煮沸后再加入黄芪，煎煮 1 个小时，调味即可食用。

　　【偏方二】莲子百合猪心汤。
　　【食　材】猪心 200 克，莲子、百合各 30 克。
　　【做　法】猪心切片，与莲子、百合等一同加水共煨汤，肉熟后调味即可食用。

　　【偏方三】枸杞叶炒猪心。
　　【食　材】猪心 1 个，枸杞叶 100 克，人参叶 100 克。
　　【做　饭】猪心切丁，炒香，然后放入枸杞叶和人参叶，一同热炒，至猪心熟透即可食用。

　　【偏方四】五味子汤。
　　【食　材】五味子 20 克，炙甘草 30 克。

【做　法】将五味子和炙甘草放于锅中，加水煎煮 30 分钟，即可饮用。

【偏方五】莲心汤。

【食　材】莲子心 50 枚，酸枣仁 50 克，炙甘草 20 克。

【做　法】将三种药材放于锅中，加水煎煮 30 分钟，每晚睡前服。

【偏方六】拌猪脑。

【食　材】猪脑 1 个，姜、葱、酒适量。

【做　法】将猪脑泡入水中，剔除血筋洗净，后加适量酒、葱、姜，入锅，用旺火蒸 20 分钟后取出备用。待猪脑冷却后，加入芝麻油、酱油、蒜泥各适量，拌匀均匀即可食用。

【护士说】在回家坐电梯的时候遇到楼下的方小姐，她很奇怪，住在 13 楼，却不愿意坐电梯，而是花费足足 20 分钟的时间慢慢走楼梯，是很慢的那种。那天电梯进行维修，我也要走楼梯，又遇上了方小姐，便跟她搭讪。她告诉我，她有心悸的毛病，坐电梯会觉得呼吸困难，心跳加速，楼梯走快了，也不行，于是每天只能这样，一步一步地慢走，她自己也很苦恼。

于是我把方小姐带到爷爷这边，爷爷诊断后发现方小姐确实是心悸，而且很严重。爷爷叮嘱方小姐平日里要多吃拌猪脑、枸杞叶炒猪心等主菜，配合黄芪粥、莲心汤等，以改善心悸的毛病。同时，平时要进行适当的慢走、散步等运动，调节心肺功能，双管齐下。

【爷爷说】心悸患者除了食疗补气之外，还要注意调节情志，防止七情过极。要多加科学休息，房事节欲，少进食浓茶、咖啡等刺激性食品。适当进食营养丰富而易消化吸收的食物，要劳逸结合，避免剧烈劳动或运动。多加锻炼，老年心悸患者可散步、打太极拳、练气功等，年轻患者可慢跑、练瑜伽以调节气息。

21. 冠心病要预防，萝卜、醋豆来帮忙

冠心病，现代医学上称之为冠状动脉粥样硬化性心脏病，指由于脂质代谢异常，使体内血液中的脂质沉着在原本光滑的动脉内膜上，形成类似粥样的脂类物质白斑，使血流受阻，导致心脏缺血，产生心绞痛的一种疾病。从饮食上讲，冠心病患者一定要注意控制膳食摄入的总热量，限制糖类食品的摄入，提倡低脂、低胆固醇膳食，食物要以清淡为主，尽量以蔬菜或豆类、豆制品为主，不要食用猪油，以植物油代替动物油。

【偏方名】醋豆焖萝卜。

【食　材】萝卜1个，醋豆100克，姜、葱适量。

【做　法】萝卜切块，姜、葱下锅，滚油热炒萝卜块，待萝卜七成熟左右，放入醋豆，加适量清水，盖锅焖煮30分钟，调味即可食用。

【护士说】冠心病已经成为影响人类健康的"致命杀手"，虽然很多人心脏正常，但仍不能忽视对冠心病的防治。家境非常不错的老伯伯——翁伯，就是其中一位很重视冠心病防治的人。

翁伯当时来找爷爷的时候是63岁，由于年龄关系，健康情况不免开始下滑，加上心律不齐等问题的困扰，翁伯很担心自己会患上冠心病，于是便不停地打听，几番周折，才到了爷爷。

翁伯说，自己有心律不齐的问题，加上晚年后，工作减少，自己睡得多了，吃得多了，心脏负荷有所加重，希望爷爷指点一二，教他一些预防冠心病的偏方，他只希望能够抱抱孙儿，享享清福。

爷爷见状，就赶紧给翁伯准备了一道他自己常年在食用的方子，那就是醋豆焖萝卜。一看方子我都愣了，原以为醋豆焖萝卜不过是一个普通菜，经常能在爷爷奶奶的桌上看到，没想到竟然是"老谋深算"的爷爷用来预防冠心病的。

爷爷说，萝卜能消滞和气，还有丰富的营养价值，而醋豆对于高血压、冠心病一直效果显著，尤其是自己做的醋豆作用更好。

　　翁伯乐滋滋地谢过爷爷，原来预防冠心病并不难，关键是有无把握住食物的习性而已。

　　【爷爷说】萝卜可治肺萎、肺热、气胀食滞、消化不良等病证，可以促进体内脂肪的消化燃烧，有助减少血液中脂质物质的积聚。而醋豆，是黑豆和醋发酵的产物，富含蛋白质、皂甙素、不饱和脂肪酸、碳水化合物、胡萝卜素、钙、铁、维生素 B_1、维生素 B_2、烟酸酯等营养成分，有防治动脉硬化、脑血栓和肥胖症的功效，对高血压、冠心病等有良好的效果。因此，多食用醋豆焖萝卜，能有效消除血管壁上的脂质，降低胆固醇含量，防治冠心病。

22. 冰水糖浆，巧治烫伤

生活当中，由于煮食、工作等各种原因，都难免有烫伤的经历。面对烫伤，尤其是女性，一来是担心烫伤后疼痛难受，二来更是担心烫伤留疤，影响容颜。用烫火膏感觉滚烫滚烫的，很多女生也觉得太难受。其实，生活中有一个很巧妙而简单的方法可以治疗烫伤。

【偏方名】冰水浓糖浆。

【用　料】冰块适量，白糖适量。

【做　法】用碗装 50 克左右的白糖，倒入 30 毫升左右的冰水，调成浓浓的白糖浆，然后用干净的棉签轻轻涂抹在烫伤处，最后用纱布包扎好。

【护士说】一天晚上，爷爷睡熟了，邻居猛然敲门，说是自己的儿子患大病了，很着急，想让爷爷帮忙过去看看，他们叫了救护车，但是过来起码要点时间。

爷爷见状，连睡衣都没换就赶紧过去了。一看，原来是邻居 15 岁大的儿子，晚上起来煮方便面，被滚水烫伤了，手上红肿了一大块，很痛，都哭红了鼻子。爷爷什么都没说，看了几秒钟，就赶紧让妈妈帮忙溶糖浆，爷爷自己则和孩子父亲一起从冰箱里面取出冰块，没几分钟，炮制出冰水浓糖浆，给孩子降温止痛。

等救护车来了，一看爷爷和父母的急救措施既及时又有效，都不禁赞叹爷爷的方法好，说冰水兑糖浆不仅能止痛，还能滋养伤口，以免伤口因为没有得到及时护理而恶化。

【爷爷说】烫伤后，我们不应该第一时间找烫火膏，而是应该先对受伤皮肤进行冷却和散热，以免热邪积聚在患处，造成疤痕。遇到烫伤，首先，我们应该马上用冰块泡水，再用泡出来的冰水浸泡毛巾，用毛巾敷在患处，至少敷 30 分钟，以全面冷却受伤的皮肤。因为降低温度可以使伤口处的血管收缩和组织代谢减慢，从而抑制炎症反应，并能减轻水肿。另外，低温下皮肤的感受器会相对麻木，能够减轻患者的疼痛感，达到暂时的止疼效果。然后，再用白砂糖兑出浓糖浆，再以 2:1 左右的比例，将浓糖浆与冰水兑调，以毛巾或者棉签蘸液，反复涂抹患处 10 次以上。待伤口不再疼痛为止，再上药膏，以纱布包扎好。

23. 不出厨房，就能治疗割伤

不小心割伤手指是我们在厨房干活时经常出现的一幕，除了创可贴或者创伤药之外，有什么巧妙的方法能够让我们不出厨房就能轻松解决割伤的问题吗？

【偏方一】鸡蛋膜止血法。

【材　料】鸡蛋1枚。

【做　法】将鸡蛋洗干净，有消毒药水的，可以给鸡蛋外壳先进行彻底消毒。然后敲开鸡蛋，轻轻撕下鸡蛋壳内壁上的鸡蛋膜，贴在已经清洁好的伤口上即可。贴的时候要注意是将鸡蛋膜的内壁，就是粘有蛋清的一面贴住伤口，而不是鸡蛋膜依附在鸡蛋壳上的那一面。主要是因为蛋清含有溶菌酶，能够杀菌消毒，而且蛋清具有丰富的营养，能够加速伤口组织的生长和愈合。

【偏方二】大蒜膜止血法。

【材　料】大蒜1瓣。

【做　法】取一瓣大蒜，剥去外皮，小心地将附着在蒜瓣上面的那层晶莹透亮的薄膜取下，然后轻轻贴在常规清洁后的伤口上。注意用大蒜膜紧贴蒜瓣的那一面贴在伤口上，主要因为大蒜膜所含的大蒜素的作用和鸡蛋清相似，能杀菌消毒。

【偏方三】鱼肝油丸止血。

【材　料】鱼肝油丸1颗。

【做　法】常规清洁伤口，剪破鱼肝油丸，将里面的油液倒在伤口上，覆盖住伤口即可。将鱼肝油的油性成分覆盖在伤口上，就相当于加了一层保护膜，能起到类似创可贴的保护作用。此外鱼肝油里含有丰富的维生素，能给伤口组织细胞提供营养，促进组织生长和修复。

【护士说】有一次，我在爷爷家做饭，不小心把手割伤了，翻箱倒柜，没能在爷爷家翻出创可贴，我便认为爷爷奶奶大概是年纪大，刀工好，也不为年轻人想想，加上本身医药箱对爷爷奶奶也非常有用的。

爷爷和奶奶笑得前合后仰，原来并不是他们不会割伤手指，而是不需要创可贴而已。我本想给他们做卫生教育，教育他们必要的清洁伤口和护理患处是有益的。爷爷又笑了，原来他们也不是不护理伤口。

爷爷赶紧找了一只鸡蛋过来，敲开，小心地从上面撕下一片鸡蛋壳的内膜，敷到我的伤口上。爷爷说，其实不用创可贴，不用出厨房，也有解决割伤的办法，那就是鸡蛋膜、大蒜膜或者鱼肝油，都可以在保护伤口、消毒杀菌的前提下，护理伤口。

【爷爷说】很多时候我们割伤了，一时找不到创可贴，甚至有的人用了创可贴，由于其粘附着皮肤，透气性又不好，反而会让伤口周围过敏，瘙痒难耐。因此，爷爷建议，在找不到创可贴，或者用创可贴会使伤口发痒的情况下，大家不妨试试鱼肝油、蒜瓣膜、鸡蛋膜这几款居家方法。

24. 猪肝胡椒汤，治疗老年性记忆力下降

随着年龄的不断增大，很多老年人发现自己的记忆力开始走下坡路。在我们的生活中，多有记忆力不断下降的老人家，但是当一提到记忆力下降的时候，很多人会将其归入老人痴呆的行列。但其实，导致老年人记忆力下降的原因有很多，阿尔茨海默症患者只占其中5%左右的比例，还有很多记忆力下降的因素如精神压抑、低血糖、营养不良、贫血等。其中维生素 B_{12} 缺失或者含量过低就是导致老年人记忆力下降的元凶之一。

【偏方名】猪肝胡椒汤。

【食　材】猪肝200克，胡椒20克，姜、葱适量。

【做　法】将猪肝切片和胡椒、姜、葱一起放进锅中，沸煮30分钟，调味即可食用。

【护士说】奶奶和爷爷岁数相同，但是和同龄人比起来，她看起来年轻不少。很简单的一个例子，奶奶和小区里面的奶奶们到楼下练气功，教练总是教很多遍大家都很难懂的步法和手势，奶奶基本上只要看一两遍便能记住。大家都觉得奶奶很厉害，但是她却说，那是因为她有一位老中医的丈夫。奶奶说，爷爷一周左右要给奶奶做至少一次猪肝胡椒汤来喝。

大家听到是什么汤水，也就失去了兴趣，认为这又不是什么偏方。可是奶奶赶紧解释，其实，猪肝胡椒汤，本身就是一个食疗偏方。因为老年人记忆力之所以差是因为缺乏了维生素 B_{12}，而猪肝就是富含维生素 B_{12} 的一种食品，加上胡椒能够暖胃和气，对老人家极好。

自此之后，小区里面一到傍晚做饭时间，总是弥漫着胡椒煮猪肝的味道。

【爷爷说】维生素 B_{12} 是人体很重要的营养成分，因为它参与了神经细胞以及

血液中血红蛋白的合成,一旦维生素 B_{12} 缺乏就会引起贫血,导致记忆力下降、失眠等症状。研究发现,老年痴呆症患者体内的维生素 B_{12} 明显过低,充分补充维生素 B_{12} 之后,痴呆的症状便有所改善。而偏方中用了猪肝,是因为猪肝既含有丰富的维生素 B_{12},又能补血养气。加点胡椒,是为了避免猪肝胆固醇过高的问题。老年人如果经常喝猪肝胡椒汤,能很好地提升体内的维生素 B_{12} 含量,改善记忆力衰退的问题。

25. 补血食疗，教你五大养血法

血液，是人体循环系统中的液体组织，对维持生命起重要作用。血液在我们的身体中起着至关重要的四个作用。一是运输物质，血液从消化系统吸收各种营养，从肺部吸收氧气，然后经由循环系统运输至全身的各个器官组织，供其利用。同时，大部分药物都是经过血液运输到身体各个器官的。二是维持组织正常兴奋所需要的恒定内环境。三是调节机能。通过血液循环将内分泌腺所分泌的激素，组织的特殊产物及一般代谢产物，如甲状腺素、肾上腺素、肾素、组胺、二氧化碳和乳酸等运输到身体各器官组织，从而对各器官系统的机能活动进行调节。四是防御功能。通过白细胞的吞噬作用，抵抗细菌和异物对我们的伤害，筑起一道免疫防护墙。

【偏方一】黄芪鸡粥。

【食　材】母鸡1只，黄芪15克，大米100克。

【做　法】将黄芪煎汁，母鸡切块，加入大米，三者一同煮粥。

【功　效】益气血。适用于体虚、气血不足、营养不良的贫血患者。

【偏方二】猪肝粥。

【食　材】猪肝200克，大米100克，葱、姜适量。

【做　法】猪肝切块，与大米、葱、姜一起入锅，加水适量，煮成粥，待肝熟粥稠即可食用。

【功　效】补肝。适用于气血虚弱所致贫血患者。

【偏方三】黑木耳红枣汤。

【食　材】黑木耳20克，红枣15个。

【做　法】将黑木耳、红枣加水同煮，煮沸后，加入适量冰糖，煎煮一个小时即可食用。

【功　效】补血去热。适用于贫血患者。

【偏方四】鸡蛋里脊。

【食　材】猪里脊肉300克，鸡蛋2个，淀粉20克，酱油、食盐、姜、葱适量。

【做　法】将酱油、葱段、姜片和食盐制成芡汁。里脊肉切片，两面拿刀划成十字花，蛋黄、淀粉放水搅拌，然后与肉片搅匀，让每一块肉片都均匀沾上淀粉。油锅烧到三成热，放入肉片油炸，把里脊肉炸成金黄色，然后将调好的芡汁淋在肉上，略炒几分钟即可食用。

【功　效】补肾，养血。适用于贫血患者。

【偏方五】豆腐猪血汤。

【食　材】豆腐250克，猪血500克，红枣10枚。

【做　法】将红枣去核，与豆腐、猪血同放入锅中，加适量水，煎煮成汤。

【功　效】补血。适用于经后、产后贫血。

【护士说】有一次跑去献血。想着自己身体没有问题，准备多献点，才抽了400毫升，没想到一站起来竟然犯晕了。

回家后，我把这事情告诉了爷爷，爷爷赶紧告诉我几道补而不燥的补血偏方，便凑满一桌饭菜了。偏方是这样的，先是一个主菜，鸡蛋里脊，味道好又醒胃，非常不错；汤水是黑木耳红枣汤或豆腐猪血汤；主食是猪肝粥或者黄芪鸡粥，几个食材都是温补不燥热的，我非常喜欢，吃着香之余，还能补血益气，也建议大家平时无论血虚与否，都可以当做养生保健食品多多食用。

【爷爷说】中医认为，人应该以养血为根本，尤其是女性。血盈气盛，则容光焕发，精神爽利，气虚血弱则暗哑无光，精神萎靡。因此，除了上述方药之外，在日常生活中，我们要加强饮食调理，多吃动物肝脏、血制品、瘦肉、鱼虾、贝类、蛋黄、牛奶及水果、蔬菜等一些富含蛋白质、铁、铜、叶酸和维生素B_{12}等"造血原料"类营养食物。

26. 两大粥药分型调治，改善低血压

低血压指体循环动脉压力低于正常的状态，轻则引起头晕、头痛、体乏疲劳、食欲不振、脸色苍白、消化不良等症状；重则会出现四肢寒冷、心悸、呼吸困难，甚至昏厥的病症。

中医认为低血压是脾肾阳气亏损，血气不足所致，治疗上应该注重温脾肾升阳气，养血滋阴。

一般医学上认为低血压与体质瘦弱有很大关系，多有家族遗传的原因。低血压没有表面症状，多为疲乏、健忘、头晕、头痛、心慌甚至晕厥或有心前区压迫感等迹象。主要发生在体弱女性身上，尤其是夏季湿气较重时最为常发。

【偏方一】当归鸡蛋汤。

【食　材】当归、黄芪、红枣各50克，鸡蛋4只。

【做　法】将上述食材同煮熟，吃蛋喝汤。

【适用人群】阴虚火旺的低血压患者。

【偏方二】当归炖乌鸡。

【食　材】乌骨鸡1只，当归60克，黄芪50克，红糖150克，米酒50克。

【做　法】将乌鸡洗干净后，挖空内脏，将当归、黄芪放入鸡腹肚中，将鸡肚皮缝紧，整只乌鸡置于盘子中，在盘中放入红糖米酒等佐料，然后入锅隔水蒸熟，吃肉喝汤。

【适用人群】气血两虚的低血压患者。

【护士说】芳姐是职场上的女强人，有着撑起半边天的气魄，加上工作忙碌，她经常早出晚归，饮食不定时。以前，她总是以能者多劳来安慰自己，早上忙得连早餐都来不及吃，晚饭也经常连同宵夜一起解决。

直到前些日子，同事们坐在芳姐车上，芳姐一边开车一边犯晕，把大家吓得半死，芳姐才对自己的健康状况开始重视。她来找爷爷，爷爷断定她是低血压。因为芳姐工作忙碌，饮食不定，加上酒水喝得多，平时饭局上吃得又少，经常一顿饭下来，只顾着喝酒，几乎不动筷子。所以芳姐的营养摄入很不均匀，造成阴虚火旺，血气不足的状况。因此，爷爷给芳姐开了两味以当归为主的药汤。当归，众所周知，是女人的补血良药，而用当归搭配乌鸡和鸡蛋都是大补的。目前芳姐是阴虚火旺，所以爷爷建议芳姐先从当归鸡蛋汤开始喝。等气色顺了，体内燥火有所外排之后，还得多喝当归乌鸡汤来补肾益血。

　　【爷爷说】低血压患者在饮食上要多加注意荤素兼吃，合理搭配。尤其是现在不少女性以瘦为美，忽略了正常饮食必要性营养的摄取，容易导致低血压。例如鸡蛋、瘦肉、牛肉、鱼虾、猪血、鸭血、牛奶、贝类、土豆、豆腐、红糖及新鲜蔬菜都有养血补血、强脾健脑的功效。此外，当归煲羊肉、人参炖瘦肉、田七炖鸡等对低血压患者都是十分有益的。

读者反馈卡

尊敬的读者：

    十分感谢您购买本书以及对本公司的大力支持。为能继续提供更符合您要求的优质图书，烦请您抽出点滴时间填写以下调查表并寄回，您的建议与意见将是我们不断前进的动力。我们会定期从有效回执中抽取幸运读者，寄送公司最新出版图书或其它精美礼品。

北京兴盛乐书刊发行有限责任公司

通讯地址：北京市朝阳区小营路 10 号阳明广场南楼 14A

邮政编码：100101

读者 QQ 群：292306095（兴盛乐书友会）

电子邮件：xslzbs@163.com

公司微博：@兴盛乐文化

公司网址：www.xslbook.net

1. 您了解本书是通过：
   □书店　□网络　□报刊宣传　□朋友推荐
2. 您购得本书的渠道是：
   □新华书店　□网上书城　□民营书店　□超市　□报刊亭
   □其他_____
3. 您决定购买本书是因为：
   □书名吸引　□内容吸引　□喜欢作者　□偶然购买
   □朋友推荐　□其他_____

4. 您觉得本书的优点有：
   □文笔好　□内容好　□封面漂亮　□排版舒服　□价格合理
   □手感好　□其他_____

5. 您会向他人推荐或者谈论这本书吗？
   □会　□不会　□偶尔会　□看看再决定　□其他_____

6. 了解本书之后，您会关注或购买公司其他图书吗？
   □会　□不会　□偶尔会　□看看再决定　□其他_____

7. 您决定购买一本书的因素包括：
   □内容　□封面　□书名　□朋友推荐　□媒体推荐　□作者
   □其他_____

8. 您比较喜欢的阅读类型有：
   □人文历史类　□财经类　□管理类　□励志类　□小说类
   □纪实文学类　□传记类　□散文、随笔类　□女性、生活类
   □亲子、育儿类　□科普类　□其他_____

9. 您觉得本书有何不足之处，您有何修改意见或建议？

_____

_____

10. 有没有您想读但市面上却没有的书？

_____

_____

您的姓名_____性别_____年龄_____职业_____

邮政地址_____

邮政编码_____手机_____

E-MAIL_____

QQ_____微博_____